ジカ熱

ジカ熱

——ブラジル北東部の女性と医師の物語

デボラ・ジニス
奥田若菜・田口陽子訳

水声社

目次

謝辞

本書は、ブラジルにおけるジカウイルス流行の最初の年を証言するものである。多くの人びとの後押しがなければ、国内外のニュースや一〇〇年分の医学文献を調べることもなかっただろうし、六カ国をめぐったり、北東部に足しげく通ったり、たくさんのインタビューをして内容を書き起こすことも、数々の日付や名称を確認することもなかっただろう。紙面の関係上すべての方々のお名前を挙げることはできないが、本書にとってかけがえのない人びとばかりだ。ありがとう。とくに、疫学や生物医学の専門用語を親切に説明して論争を浮き彫りにし、さらには研究室での手続きから発表まで何もかもを見せてくださった医師や科学者のみなさまに感謝する。すべての方々が、物語を共有したいという純粋な欲求を示していた。私は彼らの重大な信任を受ける栄誉に預かった。日本語版の翻訳を担ってくれた二人の文化人類学者、田口陽子さんと奥田若菜さんに深く感謝している。彼女たちは本書を読み、女性たちの記憶を地球の反対側へと届けてくれる。そして最後に、話を聞かせてくれて、家に招いてくれて、彼女と彼女の子どものことが忘れられないように、私に本書を書くよう頼んでくれた女性たち一人一人に感謝したい。この重大な使命を果たせたかどうかわからないが、約束通り、ここで彼女たちの物語をお話ししよう。

おもな登場人物

母親たち

ジェシカ・エドゥアルド・ドス・サントス（Géssica Eduardo dos Santos）　ギリェルミの母親。小頭症を患っていたギリェルミは、二〇一六年二月に生後まもなく亡くなった。ジェシカは研究のため息子の遺体を寄付し、小頭症を患った別の新生児に赤ちゃん用品を寄付した。北東部パライバ州内陸のジュアゼイリニョに住む。

マリア・ダ・コンセイサン・アウカンタラ・オリヴェイラ・マティアス〔本文中ではコンセイサンとして登場する〕（Maria da Conceição Alcantara Oliveira Matias）　二〇一六年二月に小頭症を患って生まれたカタリナ・マリアの母親。理学療法士であるコンセイサンは、現在、娘に早期療育を受けさせることに専念している。パライバ州内陸のジュアゼイリニョに住む。

ソフィア・テッツァ（Sofia Tezza）　ブラジル在住の妊娠中にジカに感染したイタリア人女性。

二〇一五年十月に胎児を亡くし、遺体を研究のために寄付した。スロベニアの科学者が胎児の体内からジカを検出して、母子感染を証明する。

医師たち

カルロス・ブリット（Carlos Brito）　北東部ペルナンブコ州レシフェの家庭医で疫学が専門。臨床医としての経験から、ブラジルにジカが蔓延していることを察知する。

クレベル・ルス（Kleber Luz）　北東部リオ・グランデ・ド・ノルテ州ナタルの小児科医で疫学者。ジカという新しいウイルスがブラジルに蔓延しているという仮説を立てる。

セルソ・タヴァレス（Celso Tavares）　北東部アラゴアス州マセイオの感染症専門医。同州の内陸で患者を診察中に、新しい疾病の最初の兆候に気づく。

アントニオ・バンデイラ（Antônio Bandeira）　北東部バイア州サルヴァドールの感染症専門家。カマサリにおいて、謎の新しい病いに襲われた患者を治療する。

アナとヴァネッサ・ヴァン・デル・リンデン（Ana and Vanessa Van der Linden）　ペルナンブコ州レシフェの小児神経学の医師。アナが母で、ヴァネッサが娘。二人は二〇一五年後半に小頭症を患った新生児の急増について調査する。

アドリアナ・メロ（Adriana Melo）　パライバ州内陸カンピナ・グランデの産科医で胎児医学の専門家。患者であったジェシカとコンセイサンから羊水を採取し、母子感染を証明する。

メラニア・アモリン（Melania Amorim）　パライバ州内陸カンピナ・グランデの産科医で、自然出産を推奨している。アドリアナ医師はかつての教え子であり、現在は親しい同僚である。

科学者たち

クラウジア・ドゥアルテ・ドス・サントス（Cláudia Duarte dos Santos）　南部パラナ州の国立フィオクルス研究所の研究者。クレベル医師より受け取った血液サンプルからジカを検出する。

グビオ・ソアレス・カンポスとシルヴィア・サルディ（Gúbio Soares Campos and Silvia Sardi）　ともにバイア連邦大学で教鞭をとるウイルス学者。妻の出身地であるブエノスアイレスで、博士課程の学生だったグビオとシルヴィアは出会った。夫婦は二〇一六年四月後半に行った実験で、ブラジルにおける新規のウイルスとしてジカを同定した。

アナ・ビスポ（Ana Bispo）　南東部、リオデジャネイロの国立フィオクルス研究所の研究者。二〇一五年十一月に、ジェシカとコンセイサンの羊水からジカウイルスを検出。

出来事の経緯

二〇一五年四月二十九日

サルヴァドールで謎の病いの原因となるウイルスが特定された。デング熱に似ているが症状はそれよりも軽い。そのウイルスはワールドカップの時期にブラジル国内に入ったと研究者たちは推測している。

グローボ局オンラインニュース、バイア州

二〇一五年五月十四日

保健省は今週木曜日に国内でジカウイルスが広がっていることを確認した。エヴァンドロ・シァガス研究所は予備検査でウイルスが疑われた十六人に対して検査を行い、陽性と認めた。八件がバイア州で、他八件がリオ・グランデ・ド・ノルテ州のものである。

保健省、保健ポータルサイト

二〇一五年九月二十三日

私は二〇一五年八月までナタル〔リオ・グランデ・ド・ノルテ州の州都〕に住んでいました。五月にジカウイルスに感染したことをお伝えしておきたいと思います。最後の月経は二月二十七日だったので、当時、ちょうど妊娠三カ月でした。その時、心配になってかかりつけの産科医に電話をしました。治療法があるのかなどを教えてもらいたくて。妊娠中だったのでとても心配になったのです。残りの妊娠期間を過ごすためにイタリアに戻り、いまでも、MRIや超音波検査をしています。なぜなら私の赤ちゃんは重大な脳の損傷を負っていて、今日、脳全体が回復不可能な状態だと確認されたからです。原因はウイルスだったのですが、ジカだったのかどうかは今でもわかっていません。かかりつけの産科医やほかのブラジル人の医師たちが当時、未知のウイルスだと言っていたからです。でも彼らは、子宮の胎児には影響がないだろうと言っていました。来週、熱帯病の治療で有名なセンターに行きます。もし希望されるのであれば、後日あなたに報告します。このような、か弱い人間の命が巻き込まれている状況に対して、公衆衛生はもっと注意を払い、支援するべきですから。そして、もしすべての情報が初めから明確に正しく伝えられていれば、私は息子が十二月に生まれてくるのを見られたはずですから。

ソフィア・テッツァがクレベル・ルス医師に宛てたEメール、イタリア

二〇一五年九月二十四日

こんにちは。ジカに関する調査は非常に複雑で、新たなウイルスの存在を保健行政当局に認めさせることには非常に困難でした。あなたのジカ感染ですが、確定診断があったのかを教えてもらえますか。

クレベル・ルス医師からのEメール、ナタル

二〇一五年九月二十四日

クレベル先生。当時の産科医は感染について肯定も否定もしませんでした。ただ、ブラジルではまだ知られていない新しいウイルスで、症状はジカ熱のものだと言っていました。ジカについて発表された資料などはなかったので一人で調べたのですが、確かな証拠はありませんでした。で、このウイルスはうつるものなのですか？　私は五月に感染しました。赤ちゃんにはもう影響が出てしまっています。私の家族にもうつる可能性があるのでしょうか。お心づかい、ありがとうございます。

ソフィア・テッツァからのEメール、イタリア

二〇一五年十一月十一日

保健相は、憲法第八十七条一号二号に基づいた職権により、ペルナンブコ州での小頭症発生の深刻化、症例の増加、病院での異常事態を考慮して、「国家的に懸念される公衆衛生上の緊急事態」を宣言する。

保健省省令一八一三

二〇一五年十一月十七日

二人の患者と話をしました。彼女たちは今後もウイルスの調査にこころよく協力してくれるとのことです。私たちは、患者に何も説明できないことにもう耐えられませんでした。患者たちは本当の原因が何なのかを知りたがっています。このようなケースがどうして引き起こされたのかわからないことが辛かったのです。

アドリアナ・メロ医師、グローボ局ニュース、パライバ州

二〇一五年十一月二十一日

二〇一五年十一月十七日、国立フィオクルス研究所はオズヴァルド・クルス研究所のフラビウイルス実験室がパライバ州の二人の妊婦のサンプルからジカウイルスのゲノムの存在を確認したと発

表した。妊婦の胎児は超音波診断によって小頭症と診断されている。ウイルスの遺伝物質（リボ核酸ＲＮＡ）は、リアルタイムＲＴ－ＰＣＲ法を用いて羊水のサンプルから特定された。人間に対するジカウイルスの影響を理解するうえで非常に重要な科学的発見であるものの、現在のデータはジカの影響と小頭症の発生の因果関係を立証しうるものではない。

感染症流行情報、二〇一五年第一号、保健省

二〇一五年十二月一日

感染症流行警報――神経症候群、先天性形成異常、ジカウイルス感染。アメリカ地域における公衆衛生への影響。

パンアメリカン保健機関

二〇一六年二月一日

脅威のレベルを査定した十八人の専門家と顧問は、ジカ感染と先天性形成異常や神経学的合併症の増加のあいだの、時間的・地理的な強い関連性にとくに注目した。科学的に立証されてはいないものの、妊娠中のジカ感染と小頭症との因果関係が強く疑われるという点については同意が得られた。［……］二〇一四年の仏領ポリネシアでの類似の発生事例と同様に、最近ブラジルで報告されている小頭症やその他の神経障害の事例によって、「国際的に懸念される公衆衛生上の緊急事態」

を宣言する。

マーガレット・チャン事務局長　WHO（世界保健機関）

二〇一六年二月十一日

二〇一五年十月中頃、健康であった二十五歳のヨーロッパ人女性が、胎児に異常があるとして、スロベニアのリュブリャナ大学の医療センター産科を訪ねた。彼女は二〇一三年からリオ・グランデ・ド・ノルテ州の州都ナタルに住みボランティアとして働いていた。二〇一五年二月末に妊娠した。妊娠十三週目に体調を崩して高熱を出し、つづいて激しい筋痛、関節痛、後眼窩部痛、かゆみを伴う全身性斑点状丘疹が認められた。居住地域でジカ熱が流行していたため、感染が疑われたが、ウイルス特定の検査は受けていない。妊娠十四週目と二十週目の超音波検査では、胎児には通常の形成と発育がみられた。［……］診察によってウイルスによる胎児への影響が疑われた。深刻な脳疾患と小頭症により、胎児の予後不良が予想された。妊婦は中絶を依頼し、国家および医療機関の倫理委員会によって承認された。医療的妊娠中絶は、妊娠三十二週で実施された。［……］このケースは、ジカウイルスの母子感染による胎児の深刻な脳損傷を示している。

ヤルネイ・ムラカルら（Jernej Mlakar et al.）

医学誌『ニューイングランド・ジャーナル・オブ・メディシン』

二〇一六年三月十七日

あなたの赤ちゃんはどうなりましたか?

クレベル・ルス医師からソフィア・テッツァへのEメール、ナタル

二〇一六年四月六日

[二〇一五年の時点で]私はイタリア人女性の問いかけにきちんと向き合いませんでした。ジカウイルスの可能性はないと思っていたので。

クレベル・ルス医師のインタビュー、ワシントン

二〇一六年四月七日

緊急事態。ジカウイルス、小頭症、ギラン・バレー症候群の報告。[……]予備調査の症例数の増加に基づいて、ジカウイルスが小頭症やギラン・バレー症候群の原因であるとの科学的同意が得られた。

WHO

二〇一六年六月八日

私の赤ちゃんピエトロは、日を追うごとに動かなくなっていきました。私が妊娠七カ月だったと

き、出産後にピエトロが生きていける可能性があるのか、誰も確かなことは言えませんでした。私はスロベニアに行きました。妊娠八カ月のとき、二〇一五年十月十三日、ピエトロは亡くなりました。誘発分娩を十月十五日に行いました。私は研究所に赤ちゃんを献体しました。そして数カ月後に、ウイルスのDNAを検出できたそうです。スロベニアは私が唯一、人間として扱われた場所でした。私の赤ちゃんも。赤ちゃんたちは一緒にいるべきだということで、天に戻っていくほかの赤ちゃんとともに一緒にお祝いもしてくれました。

ソフィア・テッツァの追憶、イタリア

物語の舞台

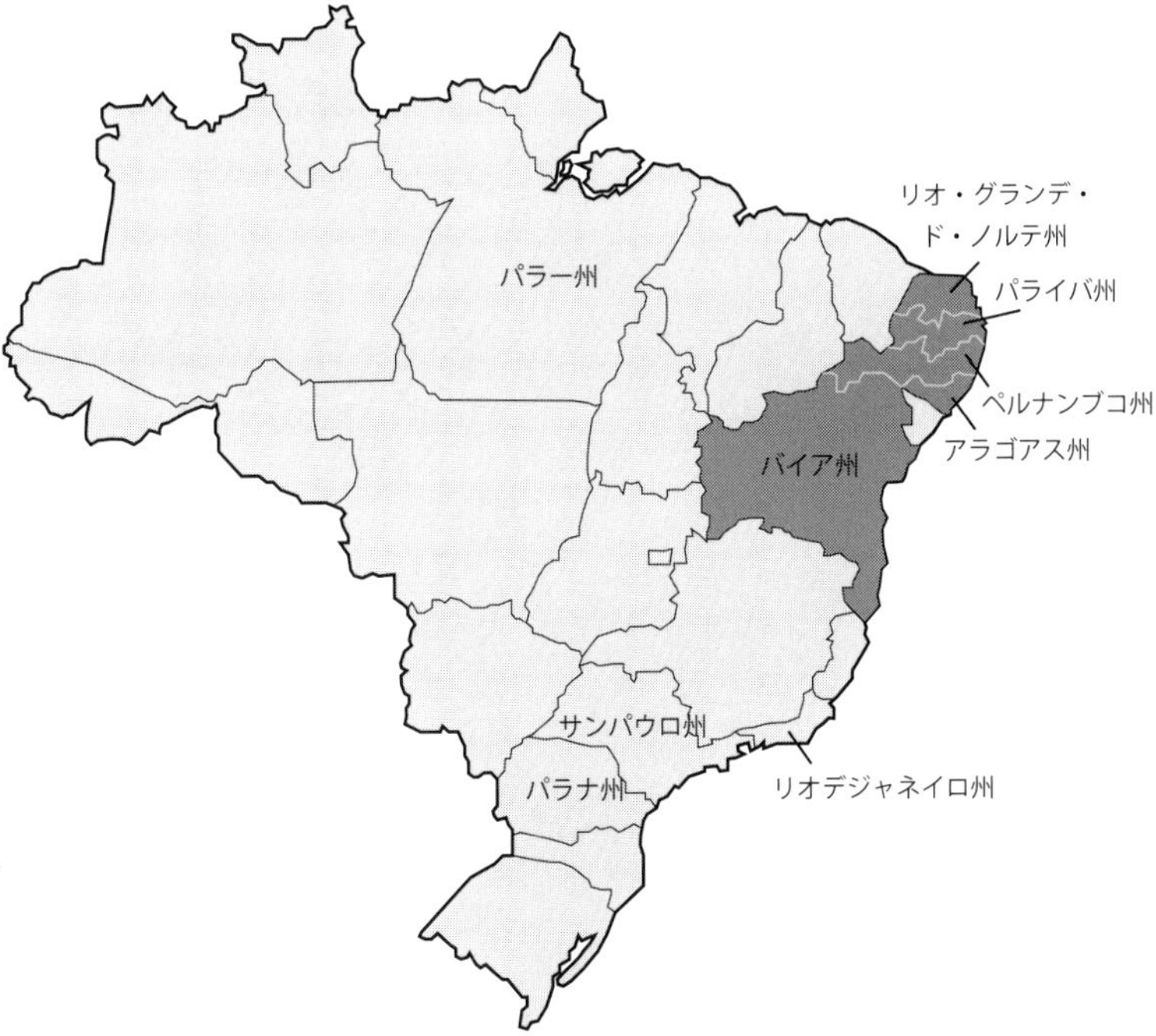

パライバ州とペルナンブコ州

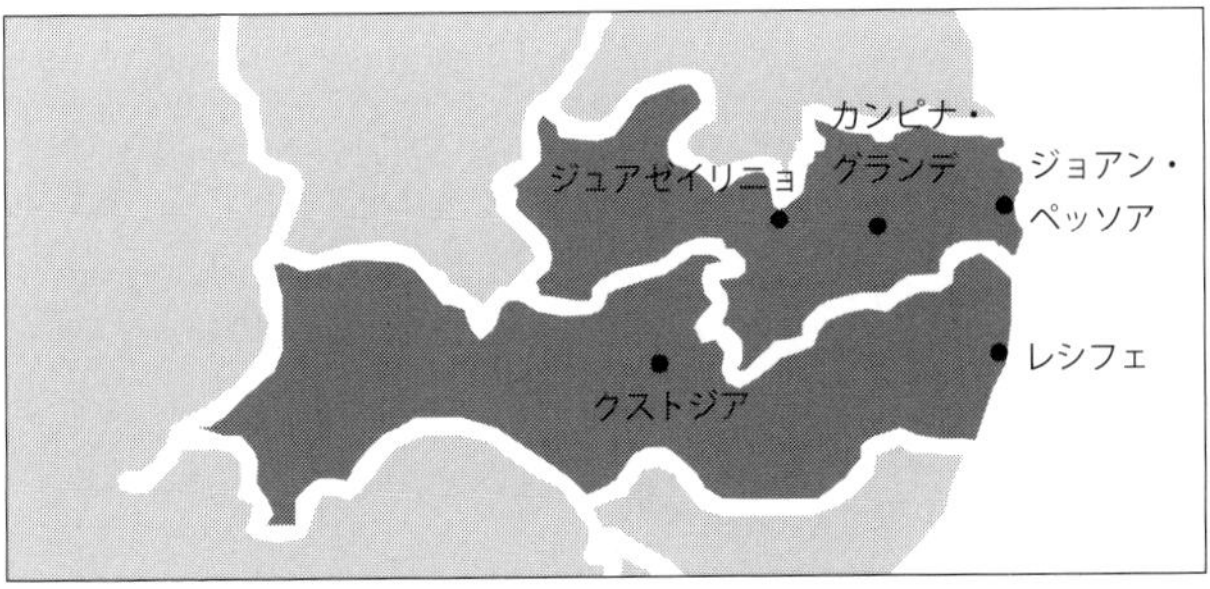

第1章　語られたこと

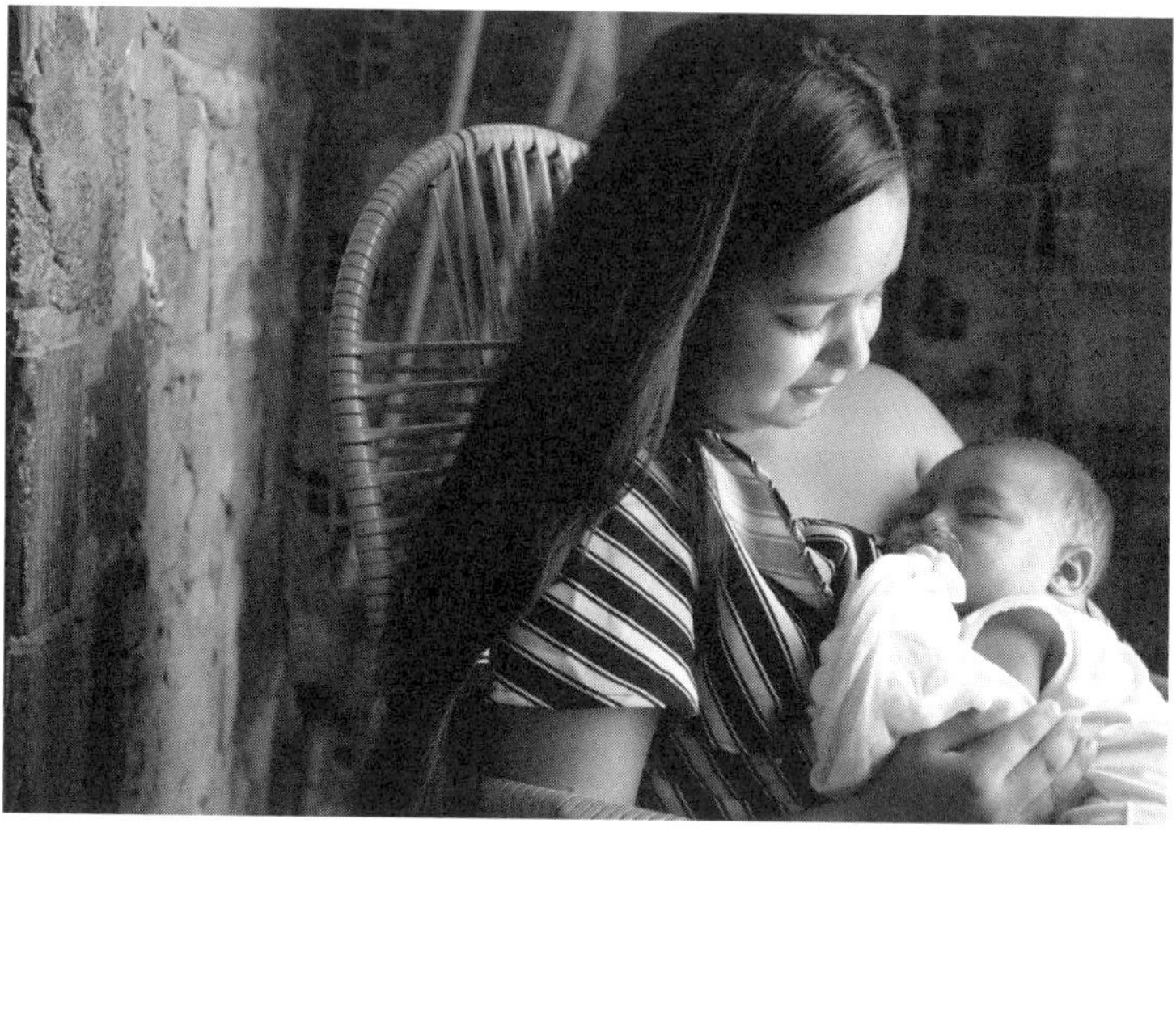

本書では連続して起こった二つの出来事を通して、ブラジルにおけるジカウイルスの流行を描いていく。一つはブラジルにやってきた未知のウイルスを特定する過程であり、もう一つは、ジカが胎児の小頭症[1][一]の原因となりうるという発見である。本書の記述は、人びとの経験から直接引きだされたものである。パライバ州の田舎町からブラジルや世界における科学の領域までを視野に入れながら、みずからの身体についての女性たちの経験や、家族とコミュニティをめぐる人びとの経験に依拠している。具体的には、ブラジルの医師や科学者がどのように新しい疾病の痕跡を追い、同僚たちと話し合い、科学や政府やマスコミの水路を航海していったのかについて明らかにしていく。医師や科学者の物語は、子宮のなかでジカに襲われた赤ちゃんの母親たちの物語と切り離せない。こうした女性たちの物語もまた、本書のかなめとなっている。

本書は、私自身の語りとして書かれている。ブラジル人女性である私は、人びとの物語を聞きとり、書きとめるために、幾度となくブラジル北東部を訪れた。私は二つの方法でジカを経験していった。まず、ドキュメンタリー映画『ジカ熱』[2]のための調査中には、私自身もジカ熱にかかり、関節痛と皮膚の発疹という典型的な症状がでた。次に、国内外の公衆衛生や生命倫理の会議での専門家として、そしてなによりも、人びとの語りに耳を傾ける一人の女性として、未知の恐ろしいものに立ち向かう新生児を抱えた母親や妊婦たちの不安を目の当たりにしてきた。ブラジル北東部各地をめぐるなかで、ジカ熱が熱帯の人びとにとって厄介な病気の一つに加わったのだと考えると同時に、妊娠出産年齢の女性たちにとっては絶望的な病気であると理解していった。

北東部は、ブラジルでもっとも貧しい地域である。本書の主役は北東部の医師や科学者たち、そしてふつうの女性たちである。長いあいだ、北東部は、奴隷制によって支えられたサトウキビ・プランテーションの本拠地だった。ジカに襲われたいくつかの州には、国内でもっとも古い大学や、イギリスによって敷かれた鉄道もある。現在の北東部は、〔経済発展した〕沿岸部とセルタン――内陸部に広がる乾燥した低開発地域――に分かれている。ジカの打撃を一番に受けたのは、沿岸部のビーチでのひと時を楽しんでいる人の視界からはほど遠い、セルタンの住人たちだった。私は本書の物語をブラジル北東部の研究者、医師、女性たちの視点から語っている。具体的には、病気がとくに流行した五つの州の人びとであり、アラゴアス州、バイア州、パライバ州、ペルナンブコ州、リオ・グランデ・ド・ノルテ州で調査を行った。二〇一五年十二月二十六日まで、パライバ州は新生児の小頭症報告の割合がブラジルでもっとも高かった（一万人の新生児のうち八二・七五人）。ペルナンブコ州は第二位で、数値は似通っている（一万人の新生児のうち八〇・三八人）。ジカウイルスの流行と小頭症に関するブラジルでの調査研究の第一段階は、パライバ州、ペルナンブコ州、バイア州の医師たちが担っていった。

セルタンの人びとはもてなし好きで温かいことで知られており、そして本書にとっては幸運なことに、すぐれた語り手である。この忘れられた名もなき地域が、ジカの流行によって受けた被害を目の当たりにすることは胸が痛んだ。その一方で、彼女たちが紡ぎだす物語に耳を傾けることは、とても魅力的なことでもあった。多くの人びとが、インタビューを何時間も延長し、家族に私を紹介し、家でのクスクス・ディナーに招いてくれた。さらには、ほかの母親や科学者とやりとりした携帯のメッセージを見せてくれたり、科学的な論争の詳細を共有してくれた。私のルーツが北東部にあったことは、それほど役に立たなかった。〔北東部の州〕アラゴアス風の話し方は抜けてしまっていたので、私の訛りに気づいた人はいなかったのだ。役立ったことがあるとすれば、私が女性であったということだろう。同じ女性として妊娠や出産や病気の子どもを心配する話を聞き、北東部において母であるとは何を意味するかが語られていった。妊娠や出産、障害を抱えた子どもへの心配など、私はとにかく耳を傾け続けた。妊娠出産について大いに語り、また耳を傾ける文化が北東部にはある。

二〇一六年二月から六月のあいだ、私はパライバ州のカンピナ・グランデで断続的に調査を行った。そこでは、保健医療チームや女性たちと毎日のようにともに過ごした。診察に付き添ったり、病院の待合室にいたり、内陸部を訪問したり、学術的なセミナーに参加した。調査方法としては、観察し、ともに時を過ごし、インタビューをするというように、エスノグラフィの手法を用いた。小頭症の子どもを持つ母親たちのワッツアップ（WhatsApp〔LINEのようなインスタントメッセージアプリ〕）の二つのグループにも参加している。私がおもに参加しているのはカンピナ・グランデのペドロ一世病院に通っている小頭症児の母親の会で、メンバーは六十人ほどである。彼女たちは毎日のように、文字、音声、写真、祈り、チェーン・メールなどをやり取りしている。おもな話題は、子どもたちに必要な特別なケアや、公的な援助を求めてあちこち駆けずり回る日々の苦労についてである。この母親たちと過ごすことで、家庭内での育児に関する科学が、医学的で公的な科学と同時に進展していく様子を目の当たりにした[3]。たとえば、医学が解明するより前に、母親の多くは、赤ちゃんが泣き止まないのは単なるぐずりなどではなく、痙攣のせいではないかと疑っていた。また、小頭症の赤ちゃんは同じ月齢の赤ちゃんのようには見たり聞いたりできないのではないかとも考えていた。

本書は、ジカの流行期に書かれたものだ。執筆は緊急性があったが、同時に、幅広い情報源と慎重な判断も必要だった。二〇一六年二月一日、緊急事態を知らせるＷＨＯ（世界保健機関）の国際社会への注意勧告[4]は、ジカウイルスが妊婦に与える危険が国際的な脅威になりうることを意識させるものとなった。科学的にまだ解明されていないたくさんの疑問点があり、私はそれらへの解答として仮説を言ってしまわないように慎重になっていた。仮説を語るのではなく、人びとがどのように発見をし、発表したか、または議論したかを、人びとの経験そのものから語ることを心がけた。

パライバ州の奥地のコミュニティであれ、国内外の科学コミュニティであれ、実際の人びとの視点を大事にした。科学的な発見は決して単独で存在するものではなく、曖昧だったり不確かな解釈である可能性がある。

記憶違いから記述に不確かさが生じることもある。本書で示している出来事や日付の多くはインタビューで得られたものだが、証拠となる記録がないものもある。記録がある場合は電子メールや携帯電話のメッセージのコピーなど、エピソードの内容がわかるものを私に送ってくれるよう、インタビュー対象者にお願いしていた。本書に提示したほぼすべての出来事について、具体的な記録を持っている。客観的な記録が残っていないものに関しては、条件付きで本書に書いている。これらも物語に含めることにしたのは、歴史の証人として生きている人びとの記憶を残すことが重要であると信じるからだ。さらに本書には、まだ議論が必要な見解も含まれている。科学的な発見は、組み立てられつつある巨大なジグソーパズルの一部であり、そこでは多くのプレーヤーが同時に競争を繰り広げている。ブラジル人の研究者と医師は、この時期、力強く団結していた一方で、そこには互いへの不信や対立もあった。研究者のあいだでも意見の食い違いがあり、一つの発見の物語を共有しているとは限らない。そのため、私は人びとの見解のなかから何を書いて何を書かないかを選択しなければならなかった。

本書のプロジェクトに取りかかった当初は、古典的な科学史に触発され、目の前の出来事が科学革命となるのか、それとも単に、この例外的な出来事は医学の一般的なやり方（トマス・クーンのいう「通常科学」）を強化するだけなのかを知りたかった。[5] また、熱帯では珍しくない病気が、どのように女性にとって苦難の元へと変化したかを知りたかった。ジカウイルスが流行したことは予期せぬ出来事などではなかった。ジカ自体はアフリカや南アジアにおいて半世紀以上も前から知られていた。ブラジルではジカは新参の病気を表す言葉であるものの、そのウイルスを媒介するネッタイシマカは、長年ブラジル家庭の一員であった。ブラジルの公衆衛生政策は二度にわたってこの蚊の排除を宣言したが、四十年前には再び国内でネッタイシマカが確認されている。[6] ブラジル人にとって身近であったからこそ、ジカによる新たなタイプの病気は、「軽いデング熱」として描写されたのだった。ブラジルでの流行で初めて生じたことは、母子感染によって小頭症が多数報告されたことだ。母子感染とは、病気が妊婦を通じて胎児へと感染し、胎児の発達に悪影響を及ぼしたり、治癒の見込みのない障害を引き起こすことである。

ミクロネシア連邦ヤップ島における二〇〇七年のジカウイルス発生に関して、初期の発行物の著者にインタビューは行っていない。[7] ギラン・バレー症候群[8]が特定された当初の二十世紀初頭の文献や、ウガンダでジカウイルスが特定された一九四〇年代の文献もさかのぼって検証していない。[9] 歴史におけるこれらの時期に関する私の情報源は、学術的な文献や科学的なコミュニケーションからなる科学の公式な歴史であった。具体的には、ＰｕｂＭｅｄに登録されている先行研究レビューを行った。[10] また、二〇一四年十月から二〇一六年六月における、ブラジル国内外の五千にのぼるメディアを確認し、ジカや小頭症、先天性ジカ症候群に関する何千もの記事に目を通した。それらの文献を用いて、二つの調査戦略を立てた。一つは、本書のためにインタビューした研究者や医者がいつどのように公的に姿をあらわしたのかを追跡すること、もう一つは、エピソードの日時や場所などの情報を確認することである。病気の流行に緊急性があったことと、ブラジル人医師は英語の国際誌に出版することはまれであることを理由に、ジカ関連の発見はまずメディアに対して発表され、そのあとに、学術誌に掲載された。(11) 私はブラジル国内外で学術的なセミナーにも参加した。三十一のインタビューを実施し、研究者や医師と何度も連絡を取り合った。

病いを検証するために未知の領域を掘りさげていくときには、科学的方法を疑うだけでなく、科学における伝統的な問題解決方法を踏襲することも役に立つ。私はそうやって調査を進めた。まずは、生物医学において近年出版されている文献を確認していった。アフリカ以外ではじめてジカウイルスが流行したのは二〇〇七年だったが、その年には何も出版されなかった。公衆衛生上の緊急事態には迅速な対応が必要であるが、学術的な議論の進展はゆっくりとしたものだ。二〇〇八年、二本の論文が出版された。両方ともヤップ島でのジカの発生に関する論文である。論文数を指標とするならば、学界におけるジカウイルスへの関心はしばらく落ち着いていたものの、二〇一六年に急上昇する。出版論文数は、二〇〇九年には二本、二〇一〇年にはゼロ、二〇一一年は一本、二〇一二年は四本、二〇一三年は三本、二〇一四年は二十三本、二〇一五年は四十一本だったのが、二〇一六年一月から六月には六四六本もの論文が発表された。

論文数の急激な増加は、目の前に広がる緊急事態に対する学術コミュニティの反応を示している。

ブラジルにおいては、ジカをめぐる議論のなかでしばしば引用されるようになった著者に、新しい地位が与えられた。たとえば、それまで研究者ではなく臨床医だったパライバ州のアドリアナ・メロ医師や、以前はデング熱の専門家として国内で著名だったものの、二〇一五年十月からはラテンアメリカでジカウイルスの専門家として知られるようになったペルナンブコ州出身のカルロス・ブリット医師が挙げられる。二〇一六年には、国際誌上においてブラジル人研究者の論文がかなり発表されたとはいえ、ジカに関して発表している多くの国際的な研究者と比べると、ブラジル人はそのうちの八％にも満たない。さらには、北東部の科学者による論文発表の第一波が去ったあと、研究発表の主体はブラジルにおける研究の一大拠点である南部の研究者によって占められていく。

流行初期には、小頭症が増加していることに疑いをもつブラジル人研究者や[12]、過去に症例数が正確に報告されていなかったために増加したかのように見えるのだと主張する研究者もいた[13]。彼らは、メディアが伝える原因と結果の偽の相関関係に騙されないようにと訴えたり[14]、ブラジルよりも多くの小頭症事例がある国々[15]について指摘するなどして議論を盛り上げた[16]。近隣の国々も、発症数や、ジカウイルスと小頭症との関連についてブラジルの発表に疑問を呈していた。すべては感染症発生動向を正しく把握できていないからだとか、新生児のあいだの小頭症の存在を正しくモニタリングできていなかったとか、ジカの流行は単にブラジル人が神経質になりすぎているからだ[17]、などといった批判があった。

ブラジル北東部での小頭症に関するＥＣＬＡＭＣ（先天性形成異常に関するラテンアメリカ共同

研究）の報告書は、急激な増加を前代未聞のこととして、考えうる増加要因を挙げた。①小頭症に関する噂が広まったため、従来では気づかれていなかったケースが積極的に探されるようになった。②小頭症と診断される頭囲の数値に関する定義が曖昧だったため、正常な頭囲の新生児であっても小頭症と診断された。③産後すぐの頭囲測定が不正確だった。④その他の要因によるケース、などである[18]。おもにこれまでの先天性異常に関する報告の管理不備や、分娩室での巻き尺を用いた新生児の頭囲測定の方法などを理由に、小頭症増加に疑念が持たれた。頭囲を巻き尺で計る方法はブラジルのみならず世界中で行われている。しかし症例の急増により人びとは神経質になっていたので、測定ミスによって小頭症のケースが実際より多くに報告されているのではないかと受け取られたのである[19]。

科学は論争によって進展するのであり、疑問の表明は公的な議論にとって不可欠な一歩である。とくにブラジルの公衆衛生関連の統計には、従来から精度に疑念が持たれていることも確かだ。しかしそれでも、このような小頭症例の増加への懐疑論は、私には興味深いものである。ブラジルでは、長らく新生児に関する疫学的な報告が不十分だった。そのために、新しい病気には長期にわたる比較可能なデータはなく、研究者たちは危機に直面してからその場しのぎの調査をせざるをえなかった。より徹底的な状況分析は、二〇一五年十一月十一日に保健省から「国家的に懸念される公衆衛生上の緊急事態」が公式に宣言されたあとに、ようやく開始されている[20]。

北東部の人びとの発見に疑惑の目が向けられた背景には、ブラジル社会における構造的な差別がである。要因の一つは北東部という地域性によるものである。もう一つは、ジカと小頭症について発信した人びとが、臨床医や教員やヘルスケアの提供者などであり、ノーベル賞受賞者を輩出するような国際誌で活躍する研究者ではなかったためだ。さらに、小頭症増加に対する懐疑論の背景には、ブラジルの北東部が科学的な重要課題の舞台になることへの拒否感があった。南部の研究者たちは、仲間内で議論をし、国内で広く流通する新聞などでエリート読者に語りかけるが、北東部の人びとは、彼らのあいだで議論はなされているものの、地域コミュニティの枠内に留まっている。流行中心地に近い北東部バイア州は、独自のジカウイルスと小頭症の調査研究の場となっていた。ジカの流行によって、南部からではなく、北東部から世界に向けて情報が発信されることになった。それこそが、ブラジル国内の知の地政学をおののかせた。すぐにジカの流行地ペルナンブコ州の州都レシフェに向かったのは、国内の研究者ではなく、海外の研究者たちであった。

ジカの流行によって、ブラジル国内における正統な科学の中心地が動いたことは特筆に値する。見たことや考えたこと、発見したことを説明したのは北東部の研究者や医師たちで、南部は聞く役割にまわった。情報を発信する当局の誂りが、従来の認識を変えていった。ブラジルから世界に新発見を発信したのは、資金が豊富なリオデジャネイロやサンパウロではなく、実際に患者と接している北東部の医者たちであった。彼らの多くは著名人ではないし、医学の世界でも知られていなかった。そんな彼らが悲劇のただなかに身を置いてかかわることで、ジカの研究者となっていった。小頭症の赤ちゃんを抱える母親たちは、北東部の人びとであり、農民であり、物語の語り手であった。

ジカは女性たちに深刻な影響を及ぼした。とはいえ、ジカウイルスによって引き起こされる神経への影響自体は、すでに知られていたものだった。ジカウイルスはフラビウイルス属のアルボウイルスである[21]。これらが神経症状に影響を及ぼすことは、同様のウイルスによるギラン・バレー症候群で数十年前からわかっていた[22]。ほかのフラビウイルスは、西ナイル熱や日本脳炎と同様に、神経システムの変調を引き起こす[23]。流行初期に難しかったのは、軽いデング熱に似た症状でブラジルに流行しているものが、どのフラビウイルスによって引き起こされているかを特定することであった。ジカが特定されたあとの展開は速く革新的だった。子どもや成人に一時的に麻痺の症状が出る以外に、ウイルスは胎盤を通り抜けて胎児に治癒不能な障害を引き起こすという仮説が立てられた。しかしこれは、パズルがすでに予測していた仮説であった。科学的な革命的出来事はなく、日常の実践のなかで、一連の発見がなされていった。

ヤルネイ・ムラカル医師は死産児のジカウイルスのＤＮＡ特定に初めて成功したスロベニア人医師グループのリーダーであった[24]。彼のグループは、人間の細胞組織を調べるための最良の技術を用いてウイルスを特定していった。ブラジルの医師たちはジカウイルスの母子感染がどのように起こるかについての仮説を積み上げていっていた。パライバ州の産科医アドリアナ・メロは、彼女の専門を活かして、病気にかかった女性の身体を詳しく検査し、二人の妊婦の羊水を検査することによって、母子感染に関する仮説を検証していった[25]。こうしてアドリアナ医師と彼女のチームが、ブラジルにおけるジカと小頭症の関連を立証することができた。彼女は女性のケアをずっと行ってきたし、母になる人たちの声にきちんと耳を傾ける産科医であったからだ。「私はただ、ペルナンブコ州のほかの医師たちがしなかった質問をしただけです。ただただ、妊婦と向き合ってきた。すべては私の目の前にあったのです」、と彼女は言った。彼女の言葉には、彼女でなくても、ほかの研究者がそれをしていただろうという謙虚さがにじみ出ていた。

アドリアナ医師は著名な産科医メラニア・アモリン医師の教え子で、妊婦に関する知識を早い段階から聞き学んできた。ブラジルの遺伝子配列の検査は、PCR法（ポリメラーゼ連鎖反応――微量のDNAを増幅させることで高感度の検出が可能。臨床診断で用いられる）で実施された。用いられた技術は、羊水穿刺やX線写真であった。つまり、彼女たちによって用いられた研究方法は、一般的に正統とされている研究技術にのっとったものだった[26]。

ジカ熱と母子感染の発見過程では、ブラジルらしい、あるいは北東部らしい科学のなされ方があった。中心人物となった医者や研究者や一般の女性のあいだのつながりには、温かさや連帯があった。科学研究の手法、すなわち、通常の科学研究は、宗教的信仰や空想ともに進展していった。アドリアナ医師は、ジカの調査のために羊水を提供した最初の女性であるジェシカ・エドアルド・ドス・サントスとともに、感染症流行を抑えるために自身を捧げるという使命感を共有していた。アドリアナ医師はスピリティズム[二]を信仰しており、ジェシカはカトリック信者であったので、二人の信仰は異なるが、その違いは重要ではなかった。

北東部特有の考え方は、母親たちがどのように状況に対応しているかという点にも見うけられる。

ワッツアップのグループの女性たちから学んだのは、ジカのことだけでなく、子どもたちはケブラント（*quebranto*）によっても苦しめられているということであった。北東部ではケブラントについて、「それは邪視である。邪視のなかでもとくに子どもが攻撃されることをケブラントと呼ぶ[27]」と説明されている。小頭症の原因がケブラントだからこそ、早期療育[三]だけでなく、民間信仰の治療師のところへ行くことも重要なのだ。パライバ州の綿栽培地域ジュアゼイリニョで、三人の女性たちに会った。子どもたちは、ジカによる先天性の症状だと診断されていた。女性の一人は、悪い蚊の仮説などは受け入れず、子どもの障害は妊娠中にススト（*susto*）[四]に罹ったせいだと述べた。母親は、彼女がすでに知っていることは科学では説明できないとして、アドリアナ医師の調査に参加することは拒否していた。私が会った研究者や医師のうち、おもにブラジル南部の人たちは、北東部の人たちが超自然的存在を信じて科学をないがしろにしていることをからかっていた。一方で、北東部の人びとの話に耳を傾けた研究者や医師もいる。科学的中立性の言説による教育を受けた人びとであるが、彼らも超自然的な存在を信じているのかもしれない。

　耳を傾け、ともに過ごし、質問するほかに、私はジカウイルス流行に関する発信者にもなった。科学の中立性を信じる人びとにとっては、この本は冒頭から中立性や客観性に欠けていると考えるだろう。私はブラジルでのジカの調査者、医師、研究者のコミュニティの一員であった。中立性こそが科学によって作り出された最良の発明品であり、研究者の絶大な権威を高めているものであるから、私が調査のために、特定の研究者や医師たちのコミュニティに深く入り込んだことで、本書の中立性に疑問が抱かれることもあるかもしれない。ただ、私がインタビューをした医師や研究者は、私自身の活動や研究にはあまり興味を示していなかった。彼らにとっては、私の肩書などとくに意味のないもので、大事なのは研究室の蚊であり、子宮であり、分娩室の新生児だった。また女性たちにとっても、私は単に「ブラジリアから話を聞きに来た人」であり、彼女たちのおしゃべりに辛抱強く付き合う人であった。その一方で、ジカウイルスの流行と女性たちに関して発信するブラジル人としての私の言葉は、国際的な研究活動の場に届き、それによってブラジルにおける調査研究とグローバルな対話がさらに進んでいった。

専門家として初めて会議に参加したのは二〇一五年十二月だった。パンアメリカン保健機関に招待され、ギラン・バレー症候群と小頭症対策に貢献するためのワーキンググループに参加した。[28]私の貢献は些細なもので、情報を提供するよりは学んだことの方が多かった。ほかの小児保健の専門家たちは、新生児の頭囲の測定方法や、ジカウイルスの早期診断の識別基準などを論点としていた。しかし私が伝えたかったのは、女性に対するリプロダクティブ・ヘルスに言及することの必要性だった。二〇一六年一月にワーキンググループは活動を終了した。その頃には、前例のない感染症の流行は国を破壊しうると、私は確信していた。

WHOのマーガレット・チャン事務局長が「国際的に懸念される公衆衛生上の緊急事態」を宣言した時期、私が組織する活動家と研究者のグループは、感染症にかかった女性たちの権利を保障するために、訴訟を始めることを公表した。[29]これはいまも続いており、感染症流行の物語、そしてブラジルの女性たちのリプロダクティブ・ヘルスの物語に新たな章を付け加えるだろう。それについては今後、別の語り手たちが証言してくれるだろう。

二〇一六年四月、ワシントンで開かれたパンアメリカン保健機関の会議に、生命倫理学の専門家グループの一員として参加した。「ジカに関する倫理審議会——流行時の主要論点に関する倫理ガイド」[30]の文書作成が目的であった。そこでの議論の詳細については守秘義務があるが、作成された文書自体が、私が確かにそこにいて強くかかわったという証になっている。

ジカに関する倫理審議会は、リプロダクションに関する重要な選択肢がすべての女性たちにとって選択可能になることが倫理的に不可欠であると勧告するに至った。ジカの流行期に女性たちが経験したリプロダクション問題をめぐる精神的な苦悩や被害を最小限に留めることや、さらに決定が宗教、価値観、状況、それぞれの女性の具体的な状況に基づくものであると認めることへの倫理的責務が大きくなっていることを考慮すると、選択する権利には、避妊や妊娠の中断を含む幅広い選択肢が含まれるべきである。[31]

北東部での旅を通じて、ジカ流行地の医師たちや流行の被害者たちと非常に密接にかかわることができた。本書はその地で話を聞き、質問をし、生活をしながら感じた物語を記したジカ流行の記録である。今後もまだ私が知らないことや、語られるべき北東部の女性たちと子どもたちの戦いをもっと知るため、かかわりつづけていく。

第2章　ジカ、陽性

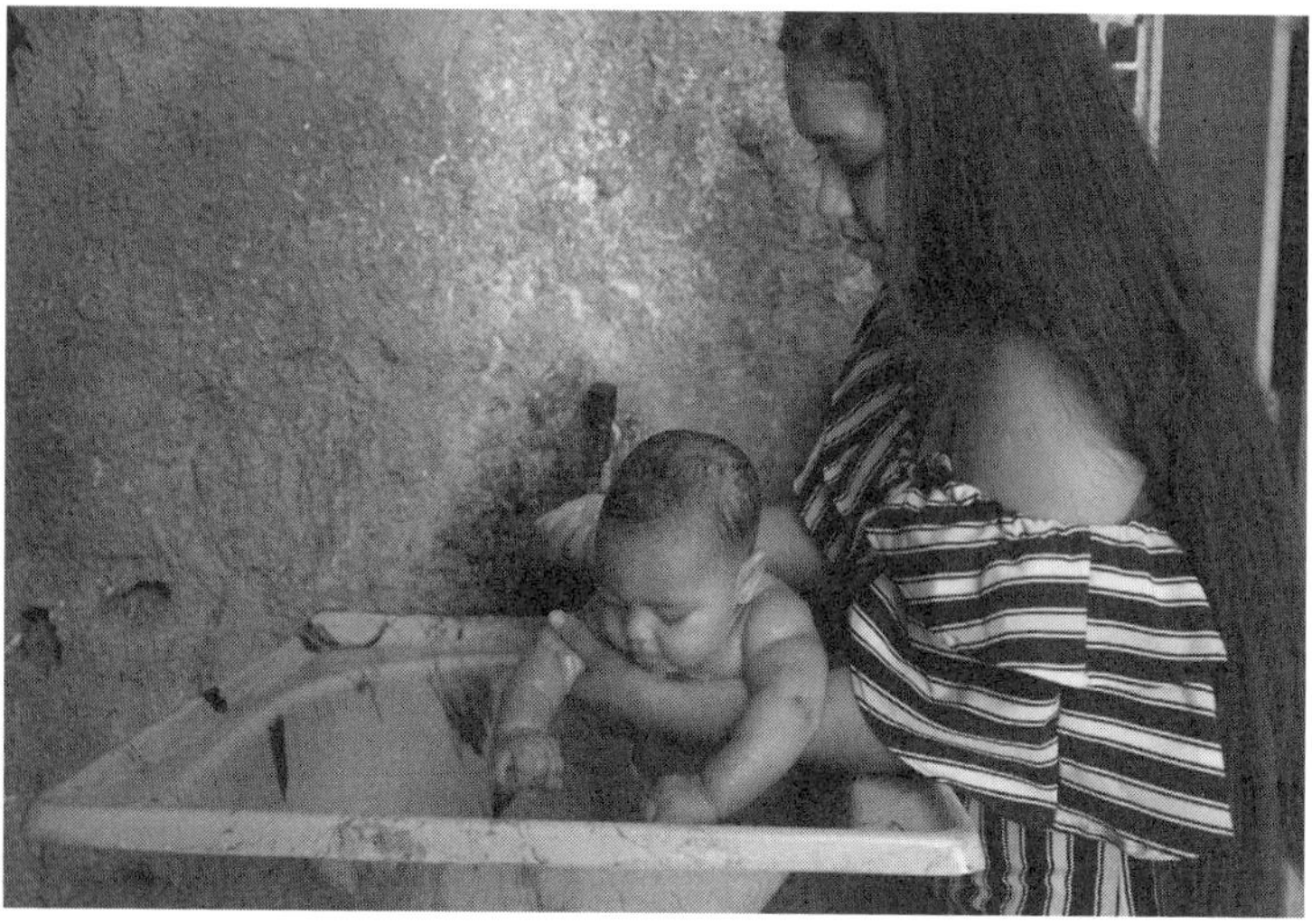

はじまりの場所

私たちブラジル人は、悲劇をジョークにするのが好きだ。ユーモアは、耐えられないことをなんとかやり過ごすための手段である。にやりと笑みを浮かべながら、「二〇一四年のワールドカップは負けたけど、ジカは勝ち取った」というのを聞いて、外国人は奇妙に思うにちがいない。これはブラジルに限られたことではなく、災いを祓いのけるためのラテンアメリカのやり方だといっていいだろう。待ちわびたサッカー選手権を目前にしたブラジルにおける政治的な機運は、あまり幸先の良いものではなかった。二〇一四年の六月十二日から七月十三日まで国内の十二のスタジアムで行われたワールドカップの前には、競技場の建設時に多額のカネが関係者の懐に入り、反対運動が国中で盛り上がった。ただし、多くの人びとが表向きはサッカーの祭典を非難していたものの、試合を応援する黄色いユニフォームや騒々しいホーンには、希望が隠されていた。

国内はあきらめムードであったものの、それでも人びとはブラジルで開催されるワールドカップで優勝するという夢を抱いていた。しかし、希望はすぐに失望に変わった。ブラジル代表は準決勝までしか進むことができず、四位に甘んじることとなった。ドイツに七対一で負けるという恥ずべき結果によって、ブラジルの政治的危機は最終段階に突入したともいわれた。最大のライバルであるアルゼンチンが決勝戦に進出したことで、国民のプライドはさらに傷つけられた。隣国を応援することなど考えられないブラジル人は、アルゼンチンが善戦のすえにドイツに負けたことで、ほっと一息つけたのであった。

ジカウイルスがどのようにブラジルに入ったのかについては、いくつかの仮説がある。FIFAワールドカップを通して入った可能性もあるし、二〇一四年八月十二日から十七日にリオデジャネイロで開催されたヴァア・スプリント世界選手権（アウトリガー・カヌーレース）[1]の時だったとも考えられる。第三の仮説は、二〇一三年六月十五日から三十日に開催されたFIFAコンフェデレーションズカップ時に侵入したというものであり、これはブラジルでジカの検出が公表されるよりも二年半以上前のことである。ジカをめぐる物語にはたくさんのヴァージョンがある。本書では、研究者や医師の語りを形成している、これら複数のヴァージョンを描いていく。

ジカは西アフリカで発見され、その後、さまざまなリネージを発生させながら[2]、アフリカ大陸とアジアに広がった。二〇一六年六月の時点で、（一九四七年にウガンダで分離された）MR766、ナイジェリア系統、アジア系統の三種類が確認されている[3]。上記のイベントのうち実際にどれがジカウイルスをもたらしたのかを見定めるために、研究者がブラジルに流通している系統のDNAを解析したところ、アジア系統が九九％であることが判明した。ブラジルにおける患者第一号――すなわち最初にジカを国内に持ち込んだ人――が誰なのかはわかっていない。しかし、ブラジルのウイルスがアジア系統と祖先を共有していることを考えると、ジカが侵入したのはFIFAコンフェデレーションズカップかアウトリガー・カヌーレースのどちらかの開催時だと推測できる。いずれの大会においても、二〇一三年後半から二〇一四年にかけて流行が発生した仏領ポリネシアからの選手を迎えていたからだ。(4)

ブラジルの系統を同定した科学者たちは、地球の反対側での流行とほぼ並行して、コンフェデレーションズカップがジカをもたらしたという仮説を支持した。ジカが二〇一三年六月に侵入してから二〇一五年に確認されるまでの時間差については、当初、ジカ熱の症状がデング熱やチクングニア熱の症状と混同されたからだと説明された。結局のところ、彼らがいうように「信頼のできる識別診断は、今まさに全国で実行されつつあるような、改善された動向調査と実験室での診断を用いることによってのみ可能(5)」なのである。

ジカウイルス（ZIKV）の侵入に関する仮説には、意外な展開がある。『サイエンス』誌の報告によると、「分子時計の日付はコンフェデレーションズカップとより一致するものの、この大会は、ジカウイルスのケースが仏領ポリネシアで最初に報告される以前に終了している(6)」。すなわち、実際にコンフェデレーションズカップ開催時にジカがブラジルに入ったとすれば、患者第一号と考えられる人の故郷である仏領ポリネシアで流行が確認されるよりも前に、ウイルスが上陸していたことになる。

カルロス・ブリット医師は、ペルナンブコ州の州都レシフェで開業している臨床医であり疫学者である。ジカウイルスと小頭症の関連を指摘した最初の中心人物の一人だ。彼は、二〇一三年のコンフェデレーションズカップがブラジルにウイルスをもたらしたという仮説を疑っている。代わりに、自らの臨床経験にもとづいて、ウイルスが入ったのは二〇一四年六月のワールドカップ時だと確信している。ウイルスがすでに上陸していたとしたら、こんなに蚊がたくさんいる環境で、一年も何もせずにじっとしていたなどと考えられるだろうか？　その後、非常に多くの人びとが罹患したことを考えるとなおさらである。「このウイルスが、次のワールドカップとか次の試合まで待つことはないよ。見せつけてくれたじゃないか。前半戦で手を打つさ、延長時間まで待つものか」。ブリット医師はユーモアを交えて話しながら、疾病の論理について実験室の科学者が見逃している（と彼が考える）ことについて説明してくれた。二〇一五年の初頭、ブリット医師のもとには、皮膚の発疹や体の痛みを訴えるものの、デングやチクングニアとは関係なさそうな人びとが大量に押し寄せた。実際にこの疾病に襲われた人びと向き合い、治療をするなかで、彼は自らの仮説を打ち立てたのだ。

実験室における検査で証明された診断のみが信頼に値するという信念は、この感染症の流行をめぐる論争の重要なポイントだった。このことは、いかに科学が行われ、医療が実践されるのかという問いに直接関連している。流行は、治療する医師と実験する科学者とのあいだの出会いとすれ違いのなかを進んでいく。医師は自分たちの仮説を科学者の耳元でつぶやき、科学者はそうした臨床医の懸念を証明したり反証するための証拠を探しに行く。白衣を着て顕微鏡をのぞき込む科学者にとって、真実は、自分たちの反復試験によって証明されたのちに、ほかの科学者によっても再現されなければならない。現場の医師にとっては、医療における科学的真実を証明する方法はほかにもある。なかでも、患者との直接的な対面にもとづく診察室での診断は、実験室での証明と同じくらい重要なものだとみなされる。あるケースが、何らかの病気の臨床的定義を満たすとともに、実験室で確認された同じ病気のケースにも直接結びつく場合、疫学的関連があると認められる。

実験室ではなく診察室の視点から、ブリット医師は、二〇一三年のコンフェデレーションズカップ時、つまり、人びとが不調を訴えはじめるより一年半も前に、ブラジルにジカが入ったという仮説に異議を唱える。「臨床経験が欠けているから、こんな議論が出てくるんだ。それぞれの病気［デング熱、チクングニア熱、ジカ熱］が流行したときの臨床的な特徴は、まったく違う。実際、二〇一五年にジカがブラジルに初めて姿を現したとき、これはデングやチクングニアじゃないとすぐに識別できたし、私たちはそれを何カ月も訴えてきたんだ」、とブリット医師は言う。彼にとって、ウイルスの発生上の系統がブラジル上陸の時間軸を決定するという考えは受け入れられないし、このアルボウイルスが何もせずにしばらく潜んでいて、のちにたった数カ月の間に国境を越えてグローバルな脅威になったなどという考えも受け入れられない。

「節足動物媒介性ウイルス（arthropod-borne virus）」という用語は、一九四二年に、昆虫やクモのような節足動物によって伝染するウイルスを示すために導入された。一九六三年には略語である「アルボウイルス」が採用された。[7] アメリカ疾病予防管理センターには、世界中に存在する五〇〇以上のアルボウイルスが記録されている。[8] 固有のアルボウイルスがいない大陸は、南極のみである。[9] アルボウイルスは、気候や環境が適している熱帯地方により広く蔓延している。[10]

ジカウイルスは、デングや黄熱病、セントルイス脳炎、西ナイル熱など五十以上の種を有するフラビウイルス属のアルボウイルスである。[11] アマゾンの熱帯雨林が世界有数のアルボウイルスの棲み処だというのは、意外なことではないだろう。ブラジル国内では二〇〇種類以上のアルボウイルスが確認されており、そのほとんどがアマゾンで発見されたものである。そのなかで三十ほどのウイルスのみが、人間を病気にすることが確認されている。[12]

ジカという名前は、最初に検出されたウガンダの森に由来しており、バントゥー語群のガンダ語で「成長しすぎた」という意味である。[13] ジカは、一九四七年に黄熱病の研究の一環としてアカゲザルから分離された。[14] 一九五二年にウガンダで初めて人間から分離され、以来七十六以上の国と地域で発見されている。このなかの五十九のケースでは、最初の流行が二〇一五年以降に起きている。[15] 正確な数字を好む人のために医学文献から引用すると、ジカの最初の検出から二〇〇七年のヤップ諸島での流行までのあいだに人間が罹患したケースは、十三件か十四件のみだと報告されている。[16] ヤップ以後はすべてが変化し、二〇一三年には仏領ポリネシアで、二〇一五年にはブラジルでの大流行が起きた。
二〇〇七年、ジカはガボン共和国（媒介はヒトスジシマカ［*Aedes albopictus*］）とヤップ島の両方で流行を引き起こした。[17] 概算では、七三九一人の島民のうち五〇〇〇人が感染したとされている。[18] 当初はデングだと思われていたが、過去二度にわたるデング熱の大流行によって現地の医師は診断に慣れていたので、この時にみられた症状がデング熱と完全には一致しないことに気づくことができた。[19] 二〇〇七年六月に現地の医師がアメリカ疾病予防管理センターに急性期の患者七十一の血液サンプルを送り、十のサンプルからジカが検出された。[20] 二〇一三年の仏領ポリネシアにおける大流行時には、人口の一一・五％にあたる二万八〇〇〇人が感染したとされる。[21] 仏領ポリネシアでは前代未聞のことが起きた。ジカの患者にギラン・バレー症候群（ＧＢＳ）も発現していると報告されたのだ。[22]
ブラジルで流行する前は、ジカについてはほとんど何も知られていなかった。この流行後にはじめて、ヤップ島や仏領ポリネシアについての研究も顧みられ、より詳しく検討された。何が起きたのかを把握したり、ギラン・バレー症候群のような成人における神経学的変化についての仮説を確認したり、胎児の小頭症[23]のケースを探したりするために、科学者は以前集められたデータや血液サンプル、医学報告に立ち戻ったのである。
ここでジカのブラジル上陸をめぐる競合する仮説について述べているのは、疾病の起源に科学者の関心が向けられてきたことを強調するためである。しかし、こうした物語を繰り返すことには、注意しなければならない。アフリカにおけるＨＩＶやエボラ出血熱の事例からもあきらかなように、患者第一号の探求はつねにリスクを伴う[24]。さらには、患者個人にスティグマを負わせたり、本質的に集合的である出来事への責任を課したりする危険性もある。実際、これらの記述は、まじめな科学というよりは、神話的な起源の追求というほうがよりふさわしいのかもしれない。

蚊の個体数、劣悪な衛生環境、新しい病気に対処するための公衆衛生政策の貧弱さなど、ジカの爆発的な蔓延を支える条件がそろっていなければ、ブラジルでの流行はここまで深刻なものにはならなかっただろう。媒介蚊は、四十年以上ものあいだ、無垢の集団に病気を感染させる機会を待ち受けていたのだ。この国のすみずみまでに蚊がいなければ、ブラジルでのジカの悲劇はなかっただろうし、二〇一四年の後半にチクングニアが国中に蔓延することもなかっただろう[25]。

ブラジルは一九五〇年代にネッタイシマカ（*Aedes aegypti*）の排除に成功している[26]。おもな制御方法は今日も用いられているもので、国内の媒介蚊を除去し、国境付近における蚊の発生を防御するというものである。だが、しつこい蚊は戻ってきた。一九七三年、二度目の排除が達成された。しかし一九七六年までには蚊はまた舞い戻り、その後は居座りつづけている。専門家によると、疫学動向調査の失敗と急激な都市化に原因がある。おそらく、地球温暖化も関連しているだろう[27]。どのように説明するとしても、現実はこうだ。公衆衛生政策は二度蚊に勝利したものの、四十年前に、蚊は華々しく帰還した。このように、ブラジルにおけるジカウイルスをめぐって、患者第一号について語るさいには、媒介蚊との戦いの歴史を避けては通れないのである。

アレルギーの流行を読み解く

近隣の国々でチクングニア熱の事例が確認されていたため、ブラジルでもチクングニアウイルスの流入は事前に予測されていた。二〇一四年九月、ウイルスは、ブラジル南部と北部・北東部をむすぶ商業と旅行のハブであるアマパ州のオイアポケとバイア州のフェイラ・デ・サンタナという二つの入り口から侵入したとみられており、ブラジルのチクングニアウイルス（科学者や医師はCHIKVという略語を使う）には二つの系統がある。アジア系統はアマパ州オイアポケから、アフリカ系統はバイア州フェイラ・デ・サンタナから侵入した(28)。

小児科医のクレベル・ルス医師は、疫学者で、リオ・グランデ・ド・ノルテ連邦大学の教授である。彼は、医療の実践において、患者との密接なかかわりが最良の方法だということを決して忘れたことがない、珍しい研究者である。ブラジルでのジカ熱流行時、地域の医師たちはしばしば臨床における症状と診断について、クレベル医師に質問をよせた。このような実績から、クレベル医師は近年、ワシントンDCにあるパンアメリカン保健機関より一学期間、コンサルタントとして過ごすよう招聘されている。彼はまた、二〇一二年のパラグアイと二〇一四年のマリティニーク島で、チクングニア熱の診断についての訓練を受けたブラジル人の一人である。カリブ海地域におけるウイルスの出現は、ブラジルへの到着が差し迫っていることを予示していた。

二〇一四年の前半、メディアの関心はチクングニア熱にあった。しかし十月には保健や科学の分野ではエボラ発生が話題の中心となった。「ブラジルでエボラが疑われた最初の例はブラジル南部においてでした」。流行の発生時において、チクングニア熱の報道は、デング熱の症状と見分ける必要を強調していた。これは、ジカ熱の流行時にも繰り返されることになる焦点である。ブラジルの主流オンラインニュースG1のある記事は、「デング熱とよく似たチクングニア熱の兆候——病気について知ろう」と題されている。[29]二〇一四年九月、保健省は、チクングニア熱の国内感染を初めて確認し、警告を発令した。

クレベル医師は、ペルナンブコのカルロス・ブリット医師の共同研究者である。二人の医師は、チクングニアがすぐさま北東部に広がり、治療が必要な患者が殺到するであろうことを知っていた。この病気は激しい筋肉痛や持続的な不快感、そしてしばしば高熱を引き起こす。臨床実践と疫学をつなげるため、「チクングニア・ミッション」という名のワッツアップ・グループが作られ、さまざまな医師をつなげて情報提供を行うためのネットワークが構築された。ブリット医師によると、このグループはペルナンブコ州の保健動向調査局職員であり、フェイラ・デ・サンタナへの最初の医療視察のコーディネーターであるホドリゴ・サイジが作ったものだった。

「ミッション」という言葉は、グループメンバーの前にそびえ立つ任務の重さを表すために選ばれた。彼らは、診断を行うための資料を集めるのみならず、保健省のためのチクングニア・プロトコルの草稿執筆も行うことになった。この名前はまた、十七世紀のアルゼンチンとパラグアイにおけるイエズス会の宣教師を寓話的に描写した一九八六年の映画、『ミッション』をほのめかすものでもあった。[30] この病気の調査のために、危険を冒してブラジル内陸部に踏み込んだ医師たちは、職業的な関心と個人的な関心を融合させていたといえよう。彼らには科学の精神がしみ込んでいたが、これは同時に、救済という宗教的象徴にかき立てられた精神的なミッションでもあったのだ。二〇一四年十月に「チクングニア・ミッション」が生まれて以来、ブリット医師はグループを精力的に牽引してきた。のちに、このグループ内で交わされたメッセージによってどれほどジカウイルスの歴史がつなぎ合わされることになるのか、当時のブリット医師もクレベル医師も知る由はなかった。[31]

訓練された眼でチクングニア熱だと思われた症状を観察しながら、北東部の医師たちは何かがおかしいと感じはじめた。患者の多くには微熱があり、体中がかゆくなるじんましんができたが、これらの症状はたいてい数日以内に消えた。セルソ医師はクレベル医師の友人である。彼の名前はブラジルでのチクングニアやジカについての報道には現れない。〔北東部の〕アラゴアス州を拠点とし、感染症を専門とする医師である彼は、州を縦横に動いて病人を診てまわった。ペルナンブコ州との州境にある忘れられた町、マタ・グランデへの旅行中に、セルソ医師は新しい疾病が流行しているのではないかと疑いはじめた。「最初にどうも気になったのは、患者に高熱がなかったことだ」、彼はクレベル医師へのEメールに書いている。人びとは不快感を「ひどいアレルギー」と表現しており、薬局の棚からは〔アレルギー症状を抑える〕抗ヒスタミン剤がなくなった。セルソ医師は、北東部において薬局がクリニックの代わりになっているのは驚くことではないという。「保健所は薬局にある程度のものしか提供しないから」、と彼は説明する。

セルソ医師は、マタ・グランデを見て回るうちに、「のめり込んでいった」と語る。ブラジルの地理学者ミルトン・サントスによる、新しい疾病の流行によって世界は小さくなったという言葉を思い出したという。サントスは「いまや世界は誰にでも手の届く範囲にあるかのようだ」と記している。[32] 一世帯で複数人の発症があったので、セルソ医師は、人びとはアレルギーに苦しんでいるのではないと確信した。彼が覚えている最初の患者は、症状を次のように伝えた。「とってもたくさんのアリが噛んでいるみたいなんです。本当にアリに噛まれたみたい。で、すぐに消えるんですけど、しばらくしたらまた別の場所にアリが出てくるんです」。別の患者は「何かが駆け上ったり下りたりして、ふくらはぎが引き裂されているようです」、と言った。この疾病とミルトン・サントスの言葉について思いをめぐらしながら、セルソ医師はアラゴアス州の奥深くへと旅をすすめた。「この『ひどいアレルギー』は内陸部各地の町に広がっていた」、とセルソ医師は私に話してくれた。二〇一四年十二月、セルソ医師はクレベル医師に電話した。

こうして二人の男は、患者の臨床所見や症状の訴えについての画像や情報を交換するために、継続的なやりとりをはじめることになった。セルソ医師は、テキスト・メッセージの一つに、患者の多くが示したじんましんの写真を添付した。この発疹が、いつもとは違うウイルスが身体を攻撃していることを示すカギとなった。写真は、脚、足の裏、頬など、新しい疾病を解読するために役立ちそうな身体部位を映し出していた。会話しながら、クレベル医師がたくさんの画像をスクロールするのを見ていると、奇跡を願う信者が教会に飾る奉納物（*ex-votos*）[一]の蝋人形が、私の頭に浮かんできた。セルソ医師の写真は、痛みやかゆみを訴える患者の身体に、ウイルスが存在していることを証明していた。ブラジル北東部出身の二人のさまよえる医師は、お互いに五〇〇キロ以上も離れていたが、テクノロジーのおかげで隣合わせの研究室で働いているかのようにつながっていた。

いくつかの写真では発疹はまばらで局部的にみえたが、ほかの写真では紙やすりのような小さなぶつぶつの膜が手のひらから足の裏まで全身を覆っていた。人びとは、気が狂いそうなくらいかゆいと訴えた。しばしば患者の目は赤く充血していた。結膜炎の症状だ。私はこの身体の奉納物の背後にある物語を想像しようとしてみたが、ぜいぜいわかったのは、身体の部位が女性のものか男性のものか、肌のしわやはりが若者のものか年配の人のものかといった程度だった。

クレベル医師は「疾病を追跡すること」は彼の性分なのだという。彼もまた、二〇一五年一月に州都ナタルや空港近くのパルナミリン周辺において、知られざる感染症の広がりを感知していた。クレベル医師が詳細を尋ねると、セルソ医師はいつでも熱心に応えてくれた。あるとき、セルソ医師は次のように書いている。

> マタ・グランデに行ったとき、病院で二人の患者と話し、外来診療室にいる患者とも話した。病気の人や快方に向かっている人、完治した人とね。困ったことに、パソコンが厄介なバグに

やられてデータ処理ができず、血球数やその他の検査結果をみることができない。手伝ってくれないか。この疾病は、すくなくとも、十二月一日から猛威を振るっている。いつも発熱から始まるわけではなく、しびれや涙、焼けるような痛みが最初の症状になることもある。

のちにクレベル医師は、感染症がアレルギーではなくジカと呼ばれるアルボウイルスだと疑いはじめ、セルソ医師を一番の相談相手にした。ジカウイルスはさまざまな方法で感染するが、媒介蚊による感染がもっとも一般的である。ブラジルの三大感染症、デング、チクングニア、ジカに共通する媒介であるネッタイシマカは、黒色の蚊で足に白い印があり、まるで小さな羽根つきのシマウマのようにみえる。セルソ医師とクレベル医師が訪れた町にはすべて、ネッタイシマカがはびこっていた。

ジカを感染させる媒介としては、カ科ヤブカ属がもっとも一般的であり、*Aedes polynesiensis*（ポリネシアヤブカ）や *Aedes albopictus*（ヒトスジシマカ）や *Aedes hensilli* など、さまざまな種類が含まれる。なかでも、*Aedes aegypti*（ネッタイシマカ）は、特定の場所と期間においてもっとも効率的にジカを感染させることができる。これには次のようにさまざまな理由がある。（a）人間の血を糧とする。（b）目立たないようにひらひらと犠牲者から犠牲者へ移動して、一食のあいだに大勢の人を刺すことができる。（c）刺された箇所はほとんど気づかれない。（d）人間の居住地に生息する。（e）日中にのみ捕食する。[33] 科学的でない言い方をするなら、ネッタイシマカはブラジルの家族の一員なので、刺されても誰も気にしない。蚊もほかの家族みんなと一緒に食事を楽しむし、みんなと同じ寝室で寝るのを好む。

クレベル医師は、ブラジルに新しいアルボウイルスが広まっているという可能性を真剣に考慮しはじめた。パルナミリンの患者の症状と、アラゴアス州の内陸部からセルソ医師が報告してきた症状のあいだに際立った類似性があることに気づいた。結膜炎、微熱や発熱がまったくないこと、そして症状がすぐに消えることは、デング熱にもチクングニア熱にも当てはまらなかった。クレベル医師は、セルソ医師からのEメールを見せてくれた。その話ぶりからは、これまで同じ話を何度も繰り返してきたことがうかがえた。彼は私に、メールの送られた日時に注意を促した。二〇一五年二月、午後二時五分。「クレベル、自治体はどこも、ヤブカの対策を怠っている。しかもどこでも動向調査もヘルスケアも不十分で、早期の適切な診断が難しい状況だ」。クレベル医師の返信——「エヴァンドロ・シァガス研究所は、フラビウイルスが何種類かいるだけで、チクングニアウイルスの兆候はないと言っているぞ！」

パラー州のベレンにあるエヴァンドロ・シァガス研究所（Instituto Evandro Chagas）は、熱帯医学における世界的な中心拠点で、ブラジルのアルボウイルス研究を牽引する研究所である。今日、同研究所は、国内におけるジカの見張り役も果たしている。研究所の名前は、一九五〇年代にリーシュマニア症を研究し、若くして飛行機事故で亡くなったエヴァンドロ・シァガスに由来する。彼の父も熱帯病の研究において著名なカルロス・シァガスである。またこの研究所は、公衆衛生を専門とし、全国に支部や部局をもつ巨大な政府機関である国立フィオクルス研究所（Oswaldo Cruz Foundation ポルトガル語の略語で Fiocruz として知られる）の一部であり、保健省の検査機関として、新旧の熱帯病の分析を担当している。そのため医師たちは、病いの犯人を特定しようとして、研究所に血液サンプルを送っていたのだった。(34) クレベル医師を含む多くの医師は、研究所に仮説を承認してもらおうと必死だったが、出される結果はつねに「デング」でしかなく、いら立ちを募らせていた。その一方で研究所は、サンプルは収集の段階で不適切に扱われていると主張していた。セルソ医師は、普段は内陸部の疾病について積極的に説明するエヴァンドロ・シァガス研究所が沈黙したことで、「厄介な不安」に悩まされたと打ち明けている。

セルソ医師は、現地でより詳しく観察したことについて、クレベル医師に書いて送った。

　最初はアレルギーだという仮説があった。抗ヒスタミン剤とステロイドの売れ行きはすごかったよ！　しばしば吐き気があったが、それほど激しくはない。実際に吐いたという話は聞いていない。出血もないし、泌尿器や消化器、呼吸器も影響を受けていない［……］。現地ではなにか別の疾病が蔓延している。あきらかに、水が原因だとは思えないし、そこまで感染力は高くない。殺虫剤も違うだろう。返事を待つ。

そして彼は、疾病を追求する友人クレベル医師に、さらに写真を送付した。

ここでセルソ医師は殺虫剤との関連を否定しているが、何カ月ものち、ブラジルのジカをめぐる物語の第二章にあたる二〇一五年十二月に、殺虫剤かワクチンが小頭症増加の原因であるという噂がソーシャル・メディアに出回ることになる。[35] セレソ医師もクレベル医師も、〔ジカ熱流行当初から〕いずれの可能性についても取り合わなかった。二人とも、四十年間ブラジルに居座っているネッタイシマカが再び動きはじめているのだとわかっていたのだ。困難だったのは、どのウイルスがアレルギーや軽いデング熱のような症状を引き起こしているのか特定することだった。当時、ジカは人びとの脅威となるような感染症だとは思われていなかった。

答えを求めたクレベル医師は、本棚にある古い緑の本『マンソン熱帯病（*Manson's Tropical Diseases*）』を紐解いた。熱帯医学についての古典的な手引書だ。現役世代は問題に直面するとこの本を参照するが、著者について知る者は少ない。パトリック・マンソン卿は、十九世紀のスコットランドの医師で、熱帯医学——デングやチクングニア、ジカのような蚊に媒介される疾病を含む巨大な領域——の創始者の一人である。クレベル医師はアルボウイルス感染についての章を探し回ったが、あまりにたくさんありすぎてジカは埋もれてしまっていた。クレベル医師の持っている版では、ジカウイルスに関する記述は数行しかない。それは次のように始まる。「その他のアルボウイルスは多数あるが、それらは人間に感染することはまれであるか、人間の疾病に果たす役割は不確定である[36]」。

二〇一五年一月以降、医師たちは実験室に血液サンプルを送りつづけていたが、戻ってくる結果はつねに陰性だった。二、三のサンプルからはデングが検出されたが、セルソ医師もクレベル医師も症状が一致しないことがわかっていた。同僚の医師のなかには、軽度のデングだと主張する者もいた。クレベル医師はチクングニア・グループのミッション精神をよみがえらせることにし、大勢の学生を連れて、多くの人びとが「アレルギー」に苦しんでいると報告されているクライス・ノヴォス（パライバ州との境にあるリオ・グランデ・ド・ノルテ州の町）に向かった。

サンプル収集技術についての批判を回避するため、クレベル医師は採血の技術に長けた研究者を仲間に入れていた。批判者がサンプルの扱いを疑問視したのは、チクングニアウイルスの検出を期待していたからだった——彼らは新しいウイルスが発見されるとは考えてもおらず、ジカウイルスなど眼中になかった。五〇〇以上のサンプルが集められ、多くがエヴァンドロ・シァガス研究所に送られた。その結果、二〇%ほどがデング陽性と認められた。その他については説明されなかったが、無駄骨を折ったことに落胆しながらクレベル医師が話してくれたことによると、公衆衛生担当者たちはこのデータが「デングであることを示す十分な」証拠であると感じていた。

クレベル医師は、もしこれがデングであれば、人びとは入院しなければならないはずであり、死に至っているはずだと確信していた。「私たちはチクングニアの可能性を再考しはじめました。発疹とかゆみ、関節痛を伴い、ヤブカによって感染する疾病のはずなのです」。この情報を手に彼はマンソンの緑の本に立ち戻り、今回はアルボウイルスとウイルスを感染させる蚊についての表を確認した。その表は、ウイルス、地理的分布、感染、症状についての列に分けられていた。ジカウイルスはリストに含まれており、その症状はクレベル医師がクライス・ノヴォスで観察したものとものとセルソ医師が記したものとも一致していた。発疹と関節痛だ。そしてやはり、ヤブカの名があった。症状のセットを読みながら、クレベル医師は手がかりを再解釈していた。「私にとっては、ジカ以外考えられない」。保健省との電話会議でも、直面しているのはジカであるという仮説を一度ならず唱えたが、彼の考えは無視された。これは二〇一五年の二月から三月のあいだのことである。

エヴァンドロ・シァガス研究所の煮え切らない結論に飽き足らず、クレベル医師はブラジル南部のパラナ州にある国立フィオクルス研究所に所属するクラウジア研究員に連絡をとった。クラウジア研究員は、ブラジルにおけるもっとも経験のある感染症研究者の一人である。彼女は実験科学者で、患者の身体ではなく、そのなかの疾病を運ぶ小さな部分を検査する訓練を受けている。クレベル医師とクラウジア研究員の接触は、「決意の科学」と「証拠の科学」の出会いを象徴している。北東部の臨床医の繊細な眼が、白衣を着た実験科学者にブラジルにおける新しい疾病の可能性を精査するように促したのだ。クライス・ノヴォスで集められた血液サンプルに含まれているウイルスは未確定だったが、クラウジア研究員はそれらのサンプルを臨床的な診断とともに受け取った。「ジカです。ジカを見つけてください」、クレベル医師は彼女に告げた。

クレベル医師がジカについての仮説を話し続けるかたわら、クラウジア研究員は、ジカ専用のものではなく一般的なプライマーを使って、血液サンプルのなかの多様なウイルスを探すためにリアルタイムRT－PCR法を用いて分析しはじめた[37]。クラウジア研究員が受け取った血液サンプルにはどんなウイルスがいてもおかしくなかった。彼女はクライス・ノヴォスの十四のサンプルを受け取り、フラビウイルスのゲノムを調べはじめた。

そのあいだクレベル医師は再び、友人のセルソ医師とテキスト・メッセージのやりとりを始めた。二〇一五年三月十二日、クレベル医師のメッセージ——「やあ、例の発疹についてそっちで何か結論が出たか?」。セルソ医師の返信——「一体何が起きているのか見極めようとしているところだよ。特定されていない、新しいフラビウイルスが出回っているようだが、マヤロの記述とは一致しない」。マヤロはマンソンの本にリスト化されているフラビウイルスの一種だ。三月十三日、クレベル医師はこう促した——「ジカウイルスの記述を見てみろよ。これだと考えている」。

このころまでに、クレベル医師は自分の診断にかなりの自信を持っていた。三月十三日の朝、彼はリオ・グランデ・ド・ノルテ連邦大学医学部の授業に教員と学生たちを集めて、流行中のフラビウイルスに関する診断上の仮説を検証するように、一人一人に頼んだ。八枚のスライドを使って、そのウイルスがジカだという理論を説いた。クレベル医師のパソコンには、講義ノートの最終変更履歴が残っている。二〇一五年三月十三日、午前九時十一分。授業は午前十時に開始し、午後にはセルソ医師と意見交換が行われた。クレベル医師にはもはや迷いがなかった。彼に必要だったのは、科学の別分野から裏づけしてもらうことだけだった。

セルソ医師の方では、友人であるエヴァンドロ・シァガス研究所のヴァスコンセロス所長(Dr Pedro Fernando da Costa Vasconcelos)に連絡をし、クライス・ノヴォスの血液サンプルのさらなる検査を進めてもらうよう繰り返した。「ペドロ、ジカは候補に入っているか？　こっちの状況はあいかわらずだ」。ヴァスコンセロス所長は同日、二〇一五年三月二十五日に返信したが、明確な姿勢は示さなかった。「いや。でも分子検出のためにプライマーを用意するよ」。プライマーはRT－PCRで使われるDNAの部分配列であり、個々のプライマーは特定のウイルスを検出できるようにデザインされている。セルソ医師は、いかなる疾病に対してであろうと、実験室での検査は臨床からの情報に導かれていなければならないことを知っていたからこそ、研究所に当初の一般的な結論から先に進むように促したのだ。セルソ医師は、研究所の報告書を要約してくれた。「『デング』、そしてすみの方に『不特定のフラビウイルス』」。しかし問題なのは、デングウイルスは一般的な試験に反応するということである。過去にこの病気にかかったことがある人の血液検査の結果は、陽性となる。このため、多くの不明瞭な結果が出るのだ。不特定のフラビウイルスの検査過程で、デングがジカを隠してしまっていた。

「チクングニア・ミッション」グループ内では、ブリット医師がクレベル医師に臨床情報を送っていた。セルソ医師がアラゴアス州の田舎で報告していたのと似た症状だ。

クレベル、ここ、レシフェで流行しているのは、微熱や発熱を伴わず、発疹と関節痛があり、手と足首に浮腫があり、激しくはないが、チクングニアとは全く違うものだ。［……］医療従事者は［……］他のウイルス（例えばパルボウイルス）が調査されるべきだと考えている。

臨床報告――マンソンの手引書に最新のジカウイルス情報を追加できたかもしれない――には、指と手のひらが激しく腫れた女性の画像が添えられていた。クレベル医師の返信はいつもどおり簡潔で、断定的だった。「これはジカウイルスに違いない。ほら、みんなが病気になっている。[……]絶対にジカだ」。このメッセージのやり取りは二〇一五年三月二十七日のことだった。

一方、ブラジル南部の国立フィオクルス研究所の研究室では、クラウジア研究員がクレベル医師のサンプルを使って、ウイルスのゲノムを精査していた。すると、二〇一五年四月二十九日に、驚くべき発表が飛び込んできた。研究者夫婦であるグビオ教授とシルヴィア教授が、バイア州カマサリの患者の血液サンプルからジカウイルスを検出したというのである。クラウジア研究員は一般的な検査を中止し、ジカウイルスのDNAのための検査に切り替えた。一週間後、彼女はクライス・ノヴォスから送られた十四のうち八サンプルから、ジカウイルスを検出した。五月十四日、クラウジア研究員はこの発見を発表した。バイア州の研究者が報道発表を行ってから二週間後のことだった。

別の研究者による成果を知ったクラウジア研究員は、クレベル医師を気遣うメッセージを送っている。「失敗に終わってとても残念です。しかし、私たちは一般的なフラビ・プライマーを使っていて、送っていただいたサンプルに陽性のものはありませんでした。[……]あなたの診断の腕は本当にすばらしいものです[38]」。実際に、ヘルスケアの実践が試験管をしのぐことを示した点で、クレベル医師は実験科学より賢明だった。しかし、ブラジルにおけるジカの発見者として全国的な舞台に立ったのは、バイア州の夫婦だった。

クラウジア研究員と話したときに、私は、ブラジルにおけるジカウイルスの発見という功績は正確には誰のものであるべきか知りたいと何度も尋ねた。この質問は、彼女をいら立たせてしまった。自負と寛大さを織り込みながら、クラウジア研究員は、パラナ州の自分たちのチームとバイア州のチームのどちらが最初の発見者かはわからないが、そのことは実際そこまで重要ではない、と言った。争う余地のないのは、クラウジア研究員とクレベル医師とその他の研究者で書いた論文が、ブラジルにおけるジカの検出について、最初に国際レベルの学術誌に出版されたということだ、と。(39) そういいつつも、不正義の感覚に捉われた彼女は、会話の最後にとうとう宣言した。「誰がブラジルでジカを発見したかを知りたいのなら、教えてあげましょう。クレベル・ルスよ」。

誰がいつ何をしたのか私がしつこく知りたがったとき、クラウジア研究員が不快に感じたのにはいくつもの理由がある。科学史や医学史の描写は、しばしば誤っているからだ。私たちは、たった一人の自律した発見者や、孤独な天才をイメージしがちである。しかし、ここで見てきたように、それは正しい歴史の描き方ではないのだ。

謎の病い

クレベル医師やブリット医師、セルソ医師たちが、アラゴアス州、パライバ州、ペルナンブコ州、リオ・グランデ・ド・ノルテ州の各地で流行する新しい疾病の解読に勤しんでいるあいだ、バイア州もまたジカに——そうとは知らずに——翻弄されていた。ここでも、戸惑う医師たちが事件の解明に取り組んでいた。

アントニオ医師は感染症を専門とする医師であり、私立大学で教鞭もとっている。バイア州の州都サルヴァドールの五十キロ北にあるカマサリという都市で働いている。二〇一五年一月、「カマサリ病」、「カマサリ症候群」、または単に「謎の病い」(40) などとさまざまに呼ばれるものを患った多数の人が、治療を求めて押し寄せるようになった。この町は壮大な化学・石油化学地帯に隣接しているため、一般の人びとは、体調不良の原因は汚染だろうと推測していた。同じ北東部でも、セルソ医師のいた地域とは違い、だれも「アレルギー」の話はしなかった。ここで疑われたのは水質汚染だ。地元の保健局は、イヌやブタによって感染するパルボウイルスに対処すべきではないのかと考えた。アントニオ医師の診察室には、デング熱やチクングニア熱のような症状を訴える家族でいっぱいになったが、患者の発疹は典型的なデング熱ともチクングニア熱とも異なり、「たくさんのまばらなぶつぶつ」を示していた。

二〇一五年三月二十六日の昼下がり、アントニオ医師は、熱帯スコールが打ちつけるなか、サルヴァドールに車をゆっくりと走らせていた。車の流れはほとんど止まってしまっている。貴重な荷物は小さな黄色いプラスティックの保冷器のなかで氷に守られている。謎の病いにかかった患者から採血した二十四の試験管分の血液サンプルだ。サンプルは三日前に集められたもので、地元の報道はすでに調査が始まったことを伝えていた。[41] アントニオ医師は、同僚研究者のグビオ教授に、疾病の調査に関する支援を頼んでいた。しかし、雨のためになかなかサルヴァドールに着くことができなかった。二人は空港で会う約束をしていた。謎の病いの血液サンプルが入った保冷器を同僚に渡したとき、ジカの可能性は考えていなかった、とアントニオ医師は認めている。「この時点では、自分の思うようにやってほしい、と彼に伝えたんだ。媒介生物がかかわっている疾病だが、蚊かもしれないしダニかもしれない。なんらかのアルボウイルスだ」。アントニオ医師は、血液管と一緒に、三〇〇以上の症状の写真が収められたUSBメモリをグビオ教授に渡した――パライバでみた身体部分の奉納物が、ここバイアでも共鳴している。

グビオ教授は一人で保冷器を持って歩いていった。彼は物静かで口下手な男だ。おしゃべりな友人とは対照的だった。たどり着いた研究室は、床面積がたった一〇〇平方メートルほどで、すべての備品と毎日やってくるスタッフを考えると小さすぎるほどである。バイア連邦大学ではもっとも洗練されたウイルス学の研究室かもしれないが、ブラジル南部と比べるとその場しのぎのガレージのようだった。とはいえ研究室には、PCR機器が三台、RT-PCRシステムが一台、さまざまな冷凍庫があり、ジカウイルスを検出するための設備は整っていた。グビオ教授の研究上のパートナーであるシルヴィア教授は、家庭でのパートナーでもある。夫婦は、グビオ教授がブエノスアイレスで博士課程の学生だったころに出会った。夫は薬学、妻は獣医学の学位を持っているが、二人ともウイルス学者になった。妻が最初の子どもを妊娠し、そのうえアルゼンチンの経済危機によって研究者としてのキャリアが危ぶまれたので、夫婦はバイア州に引っ越すことを決めた。そしてサルヴァドールに落ち着いて、研究室を構えた。

シルヴィア教授は、バイア特有の母音を伸ばしたゆっくりとした話し方で、かすかなブエノスアイレス訛りのあるポルトガルを流暢に話す。家ではともかく、少なくとも研究室を取り仕切っているのは彼女のようだ。研究室の非公式なPR担当であるグビオ教授は、研究に真剣に取り組んでいる大学の有能な医師たちと親しくしており、とくにアントニオ医師と仲が良かった。夫婦は、謎の病いと苦しむ患者に没頭しはじめていた。そのために、保冷器いっぱいの血液がグビオ教授によってこの研究室に運び込まれることになったのだ。シルヴィア教授は、人生と研究の新たな一ページをともに始めるために、夫の帰りを待っていた。

夫と妻のチームは、科学文献のレビューをするところからはじめた。グビオ教授は一人でコンピューターに向かい、最近出版されたフラビウイルスについての文献を読んでいる。そのわきには、『フィールズのウイルス学（*Fields Virology*）』がある。彼が「ウイルス学の聖書」とよぶ手引書だ。[42]

72

ジカウイルスについては十五行ほどしか割かれていない。おなじみの簡単な歴史が記されているだけだ――ウガンダ、アカゲザルからのウイルスの発見、媒介の役割。シルヴィア教授は科学機器とプライマーの種類に注意を向けている。三十五日間、二人は研究に専念した。その途中に最初の発見があった。「デングを保有しているサンプルはない。誰もデングではない」。グビオ教授はアントニオ医師にワッツアップでメッセージを送った。つづいて彼は、マヤロ、セントルイス、西ナイルウイルスも存在しないことを確認した。(43)

実験科学者にとって、検査によってある仮説を証明できないということは、次の問いに進むべきことを示している。発見のみではなく前提が反証されることによって科学は前進するのであり、二人の研究者は、一筋の仮説を放棄することは、少しずつ発見に近づいていることを意味するものだと知っていた。血液中にデングが見つからなかったことが最初の結果だ。四月二十二日に得られた第二の結果は、二十四のサンプルから三件のチクングニアが検出されたことだった。二〇一五年三月以降、カマサリでチクングニア熱が流行していることは誰にも知られていなかったので、これは重大なニュースだった。

アントニオ医師は、「ここでは何かほかのことも起きている。しばらく研究を続けてみよう」と二人に促した。彼は、カマサリの大勢の患者たちはチクングニア熱にかかっているのではなく、チクングニアウイルスはより重要な発見に至るまでの邪魔者にすぎないことを知っていた。グビオ教授とシルヴィア教授は、この研究に専念した日々の思い出を共有している。二人とも、家よりも研

73　第2章　ジカ，陽性

究室で長い時間を過ごしたのだ。

二〇一五年四月二十五日から二十八日、アントニオ医師はデンマークで開かれた感染症の会議に出かけた(44)。グビオ教授から検査結果の画像が添付されたメッセージを受け取ったとき、彼はまだコペンハーゲンにいた。「六つのサンプルでジカウイルスの分析を行った。カマサリから三つ、アリアンサから三つ。すべての提供者の症状はわからない。カマサリのサンプル一つだけが、ジカ陽性を示した。文献に書かれている症状とも合っている。明日、ほかのサンプルも分析してみるよ。流行しているのはジカで間違いないだろう(45)」。二〇一五年四月二十八日、午後八時四十四分のことだった。アントニオ医師はすぐさま返信した。「わお、信じられない! 今日ブラジルに帰るよ」。

アントニオ医師は自分を抑えることができなかった。グビオ教授からのメッセージが舞い込んだ時、ちょうどコペンハーゲンから飛行機に搭乗しようとしていたところだったのだ。ブラジルでのいかなる公式発表にも先立って、アントニオ医師は周りにいた外国人研究者とニュースを共有した。『謎の病いはジカウイルスだ』。みんな、宇宙人の話をしているかのようにぼくを見たよ」。搭乗ラウンジで彼を取り囲みながら、同僚たちはより詳しい情報をせがんだ。「なんだって?」「ジカってなんだ?」このときアントニオ医師は、これから何度もこの質問に答えなければならなくなろうことなど、想像もできていなかった。それ以上に、アントニオ医師、グビオ教授、シルヴィア教授という、バイアの知られざる科学者三人組が、いかにして世界的に重要な発見をなしえたのかということの説明も求められ続けることになるのであった。

シルヴィア教授は、アントニオ医師にニュースを伝えた時のことを覚えている。「彼は地球の反対側にいたけど、私たち以外で最初にニュースを知ったのよ」。しかし彼女もその時実験室にはいなかった。「当然ながら、私たちは夫婦だから、私が先に帰って家事をしたり息子の世話をするの」と、シルヴィア教授は穏やかな声で説明した。その話し方からは、〔仕事と家庭という〕二つの世界をやりくりすることは彼女が望んでいることであり、そうあるべきと信じていることがうかがえた。とはいえ、当時の彼女がしたかったのは、一晩中実験室で過ごすことだったのだが。

二人は翌朝早くから仕事に戻り、すべてのサンプルを確認していた。グビオ教授はよく眠れなかった。アントニオ医師に送ったメッセージには確信があった――これはジカ熱の流行だ。夫婦は検査を続け、アントニオ医師はサルヴァドールに上陸してすぐ携帯のメッセージに目をやった。「さらに三つのサンプルでジカを検出した」。そしてもう一件。「また別の三件でジカを検出した」。最終的に、八つのサンプルでジカ陽性の結果が出たが、そのうち一件は質が悪く、報告や出版には使えないものだった。そういうわけで、ジカウイルスはバイア州カマサリにおける七人の人びとから検出されたことになる。謎の病いは古い――そして恐ろしい――名前を得たのだった。

二〇一五年四月二十九日、グビオ教授はこの発見をマスコミに発表した。「サルヴァドール首都圏における謎の病いのウイルスを特定[46]」と見出しが躍った。次に彼は、当時、保健省の公衆衛生緊急動向監視部門の総合コーディネーターであったワンデルソン・デ・オリヴェイラに電話した。グビオ教授によると、こちら側で彼とシルヴィア教授、向こう側でオリヴェイラと保健省感染症動向調査局のクラウジオ・マイエロヴィッチ局長が対応し、スピーカーフォンで長時間の議論が行われた。なぜこのようにすぐにマスコミに連絡したのかについて、グビオ教授は「すぐさま科学論文を書いて発表するよりは、人びとの利益になるように知らせることに決めたんだ」、と説明する。

疑念が噴出しはじめた。発見が報道された翌日から、グビオ教授は一方で記者からの質問をさばき、次の瞬間には研究者からの情報提供依頼に応じる状況に身をおくことになった。さらには、ビデオ会議で、どのような技術を用いて発見に至ったのか、詳細に説明することも含まれた。グビオ教授とシルヴィア教授はジカウイルス検出のために二つのプライマーを使用していた。一つはセネガルのダカールにあるパスツール研究所のウマル・フェイ研究員（Oumar Faye）から、もう一つはシンガポール国立大学病院のミシェル・バーム医師（Dr Michelle Balm）から入手したものだった[47]。ジカ流行期の後半である二〇一六年一月――このころにはすでに小頭症も確認されていた――、アフリカにおいてエボラとジカを経験した科学者とサンパウロ大学とのあいだの協定にもとづいて、フェイ研究員はブラジルを訪れた[48]。流行のあとだったとはいえ、セネガル・チームの参加は、グビオ教授とシルヴィア教授が信頼のできる科学的航海を進めてきたことを証明している。

グビオ教授とシルヴィア教授は、いくつもの頭痛の種に悩まされることになった。発見自体はとても刺激的だったものの、侮辱的に感じられる反応にいら立つことになる。シルヴィア教授は私に、皮肉を込めてこのように語った。「ジカウイルスが検出された翌日、私たちは無名の二人からメディア・スターになった。［……］カメラと照明を抱えた報道陣の波が研究室を出たり入ったりして、まったく仕事にならなかった」。研究室の困窮を目の当たりにして、ブラジルのマスコミは二人の研究者を「ヒーロー」として描いたが（ある雑誌は、二人を「二〇一五年の十人のヒーロー」に加えた）[49]、競争に敗れた者たちは（大勢いたのだが）夫婦がプライマーや設備をどのように入手したのかを疑問視し、倫理的、方法論的手続きに異議を申し立てた。

「もっとも辛辣な批判は、サンプルを不適切に扱ったというものだった。さらには、ブラジル国家衛生監督庁の認可を得ずに器具を輸入し、規定に従わなかったとも非難された」、憤りで声を詰まらせながら、グビオ教授は語る。論争はニュースにも流れ、「バイア州におけるジカの診断は間違いか？」[50]などと見出しに書かれた。マスコミはまた、デングとジカの交差反応は、ジカの陽性という結果が誤りだということを示すのではという疑いも提示しはじめた。

ブラジル南部の資金豊富な研究室は、感染症と戦うためにも研究を進めるためにも、強固な組織が必要だと豪語した。クラウジア研究員は国立フィオクルス研究所公衆衛生組織の一部である研究室に所属している。そこでは、科学的な競争に従事し、緊急の健康上の課題に取り組むことが日常の風景である。クラウジア研究員は、クレベル医師からサンプルを受け取る前に、所属機関の倫理委員会から承認を得ていた。「私たちには、そのようなサンプルを受け取って研究するための、倫理委員会の承認があるんです」、と彼女は言う。「ここは国立フィオクルス研究所の参照試験所で、バイオセーフティレベルは三です[二]」。

ウイルス発見の時間軸についてクラウジア研究員を質問攻めにしたのと同じように、私はグビオ教授にプライマーの入手方法について何度も尋ねた。答えはいつも同じだった。研究室では、二〇一四年からプライマーを所有していた。プライマーはそれ以前に、規制に従って、別の研究資材の一部として輸入された。私がブラジルでのジカウイルスの発見にいくらかかったのか聞いてみたところ、「おそらく三〇〇〇から四〇〇〇レアルくらい〔約十三万円から十八万円〕」という答えだった。

グビオ教授は、ジカウイルスの陽性反応が出たサンプルのうち五つを、確認のため政府の検査機関であるエヴァンドロ・シァガス研究所に送った。セルソ医師が二カ月前に強く要請していた試験が、ついに行われることになった。グビオ教授は、七つのサンプルのうち五つしか研究所に送らなかった理由を、次のように説明する。「二つを手元に残しておいたのは、こうしないと送ったサンプルを自分たちで管理することができないからだよ」。彼は、自分たちが競争にさらされており、発見者だと承認されるかどうかはまったく確かではないことに気づいていた。二〇一五年五月十八日にやっと、エヴァンドロ・シァガス研究所は公式文書において、カマサリから送られた四つのサンプルにおいてジカウイルスを確認したことを発表した。エヴァンドロ・シァガス研究所が、クラウジア研究員の研究室を有する公衆衛生基金国立フィオクルス研究所の一部であることは、思い出しておく価値があるだろう。

二〇一五年五月十四日、当時の保健大臣アルトゥール・シオロ（Arthur Chioro）が、ブラジルにジカが蔓延していることを発表した。記者会見での表明は以下の通りだ。

今朝、エヴァンドロ・シァガス研究所と確認がとれました。ジカウイルスに関して、バイア州カマサリから送られた八サンプルと、リオ・グランデ・ド・ノルテ州から送られた八サンプルが確認されました。とはいえ、当省は北東部における一二〇〇件のジカのケースを調査中であることを強調しておきます。ジカについては心配していません。ジカは無害なウイルスで、治療も可能です。[51]

最後にまた大臣は、保健省はむしろデング熱を懸念していると述べ、ジカ熱の症状が軽微であることを説明した。ブラジル国民が心配する理由はない、と彼は強調した。

バイア州の保健局が、技術報告という形で声明を出したのは、二〇一五年六月十七日のことだった。

二〇一五年四月二十九日、バイア連邦大学の健康科学研究所（ICS／UFBA）の研究者が、カマサリ市の患者の八つの血液サンプルから、RT−PCRを用いて、ジカウイルスを検出したとマスコミに発表した。五月二十一日、保健省は、検出に用いられた方法論の正当性が立証されたことを通知した。[52]

行政による官僚的な対応は、研究者の興奮とはずいぶんペースがずれていた。このことは、科学がどのように機能するのか、歴史的出来事の承認がどうなされるかについても、多くを語ってくれる。

グビオ教授とシルヴィア教授がブラジルで流行しているジカウイルスを最初に特定したことを、私はいっさい疑っていない。アントニオ医師が収集した血液サンプルは、正しい実験のための主要な材料となった。クレベル医師がブラジル全土に向けて「謎の病い」もしくは「アレルギー」はジカだと宣言していたことを、バイアの夫婦が知っていたのかどうか、私にはわからない。とはいえグビオ教授は、ほかの医師や科学者がジカの仮説を唱えていたことは聞いたことがない、と断言していた。彼によると、研究とスピリチュアルな導きが強固に結びついていたことにより、二人の発見は可能になったのだった。

グビオ教授は三十年間スピリティズムを信仰している。「何かほかのことも起きている」というアントニオ医師の疑念を追いながら昼夜を実験室で過ごしていた当時、グビオ教授は、発見は信仰上の使命であると信じていた。研究室では、二〇一五年四月二十九日のちょうど九カ月前にプライマーを購入していた。グビオ教授によると――まるで相手にされないことは知っているというふうに私に打ち明けてくれたのだが――、プライマーが研究室にあったのは「スピリチュアルな力の導き」によるものである。このことは、いわゆる科学的中立という概念におびえていない北東部人であるグビオ教授にとって、なぜ彼らの研究室に当時ブラジルで知られていなかった疾病のためのプ

ライマーがあったのかという問いに対する単純で疑う余地のない理由である。「正直に言うよ。ど

うして私がジカを手にすることを想像できたと思う？　それも九カ月も前に」。

血液中にジカが隠れているということを、別世界から聞いたにしろ、クレベル医師からだったに

しろ、これだけは確かだ。すなわち、グビオ教授とその妻は、仮説に注意を払い、科学的プロトコ

ルに従って検証したという点で、科学的功績を認められるに値する。ただし、科学的な経路のみを

通してブラジルにおけるジカの検出をめぐる出来事を理解しようとすれば、まったく異なる歴史が

語られることになるだろう。これまでに明らかになったように、採血のために埃っぽい北東部の道

路を旅したり、明け方まで研究室で実験をつづけてきた人びとの生の証言を通して物語を理解する

ことが重要なのである。

　ジカウイルス分離についての論文を出版したのは、クラウジア研究員のチームが最初だった。彼

女の研究機関の母体である国立フィオクルス研究所の雑誌、『オズヴァルド・クルス研究所紀要

(Memorias do Instituto Oswaldo Cruz)』に二〇一五年五月十七日に投稿され、一週間後の五月二十五

日に受理された。アフリカにおけるエボラの流行の経験から、公衆衛生を専門とする学術誌は、リ

スクのある状況下での出版を早める必要を認識していた。(53) 著名な定期刊行物は、発見について科学

コミュニティにリアルタイムで知らせるため、査読や編集プロセスを加速化させていた。国立フィ

オクルス研究所はこのトピックが急を要するものだと知っていたし、なによりも国立フィオクルス

研究所の研究者が中心となって執筆した。

グビオ教授、シルヴィア教授、アントニオ医師の三人は、二〇一五年五月二十八日に、国際誌『新興感染症（*Emerging Infectious Diseases*）』に論文を投稿したが、書き直しとなった。査読者は、不適切な手続きにより偽陽性が生じた可能性を指摘し、デングの再検査を依頼した。この論文は二〇一五年十月にやっと掲載された――クラウジア研究員らの論文が出版されて五カ月が過ぎていた。

ブラジル国内誌も国際誌も、発見者を明言することは避けている。これは病気を患った一般の人びとにとってはほとんど影響のない問題だ。しかし研究者は承認とそこから生じる研究上の利益に関心を持っている。クラウジア研究員らの書いた論文の題目は、「ブラジルにおけるジカの自然感染に関する第一報」と、大胆にも主張している。(54)〔グビオ教授らが〕『新興感染症』に最初に投稿したときの題目も、科学的な新規性を大々的に主張しようとしていた。「アメリカ大陸におけるる初のジカウイルス感染の検出およびブラジルにおける斑点状丘疹流行との関係」。しかし編集長は雑誌上でこの手の主張とかかわることを望まず、題目の変更を要求した。

ＥＩＤ（『新興感染症』）の読者にとって、発見者が誰かというのは価値のある問題ではありません。〔……〕私たちはそうした主張を出版しませんし、そのような主張の箇所はつねに査読や校正の過程ですべて削除しています。ＥＩＤの読者は、新しい地域や人口集団における疾病の出現とその出現に影響を与えた要因に関心を寄せています。再投稿版（とその題目）においては、優位性の主張を示唆するような「最初の（first）」やそれに類する用語を用いずに、修正を行ってください(55)。

知識を探究する科学において何が重要なのかについての、このまぎれもない個人指導において、編集長は、地位や承認、あるいはグローバル科学の周縁国における科学者たちにとっての達成感など気にしないということを明示している。

匿名の編集長は謙虚な姿勢が重要であると説いたが、次のことは確かだろう。すなわち、もしグビオ教授が発見をマスコミに発表しなかったら、そして二〇一五年四月二十九日以降に研究者や保健省職員らから厳しい追及を受けておらず、エヴァンドロ・シァガス研究所に補完的な検査のためのサンプルを送っていなかったら、グビオ教授の名前も、アントニオ医師やシルヴィア教授の名前も、公的な科学の歴史からは消えてしまっていただろう。なぜなら、最初に世に出た論文は、二番目にウイルスの分離を行ったグループによって書かれていたからである。いずれにしても、科学がいかにヒーロー像を作り上げるのかという観点からもっとも魅力的なのは、二つのケースの両方における臨床医の活躍である。臨床医──リオ・グランデ・ド・ノルテ州のクレベル医師、アラゴア州のセルソ医師、バイア州のアントニォ医師──に背中を押されることがなければ、実験科学者チームが発見への競争へ乗り出すこともなかっただろう。

クラウジア研究員は当然、プライマーが証明するよりも前にジカを同定していたクレベル医師の見識を称賛したが、ほかにも同様の疑念を抱いていた臨床医はいた。セルソ医師やアントニオ医師やほかの臨床医が、クレベル医師ほどに積極的な役割を果たさなかったのは、あるいは彼ほどにしつこくジカウイルスの仮説を追求しなかったのは、ウイルスのブラジル上陸を予測するための訓をクレベル医師ほどには受けていなかったからかもしれない。このことは私に、身体の断片と奉納物のイメージを思い出させる――痛みを刻印された脚、かゆそうな肌、そして最初にこの奇妙な感染症に悩まされ、治療法や薬をもとめて薬局や医師を訪れた北東部の人びとのことを。

エヴァンドロ・シァガス研究所はカマサリの四つのサンプルからジカを検出した。三つは女性から、一つが男性からだった。グビオ教授もアントニオ医師も、性別以外に四人がどんな人かは知らない。個人の識別が消されることで、人びとは謎の病いを調査するために使われる血液サンプルでしかなくなる。セルソ医師も、発疹や結膜炎の写真に写された身体部分の背後にある、人びとの名前や物語は覚えていない。クレベル医師は話が上手いが、彼もまた病人を集合的に語る。事実、ブラジルにおけるジカ熱流行の第一章における主要な発見を可能にした、罹患した人びと自身ですら、自分たちが身体の一部を科学に捧げたということを知らないのである。彼らは名もなき北東部の人びとでしかない。

第3章　流行初期の女性たち

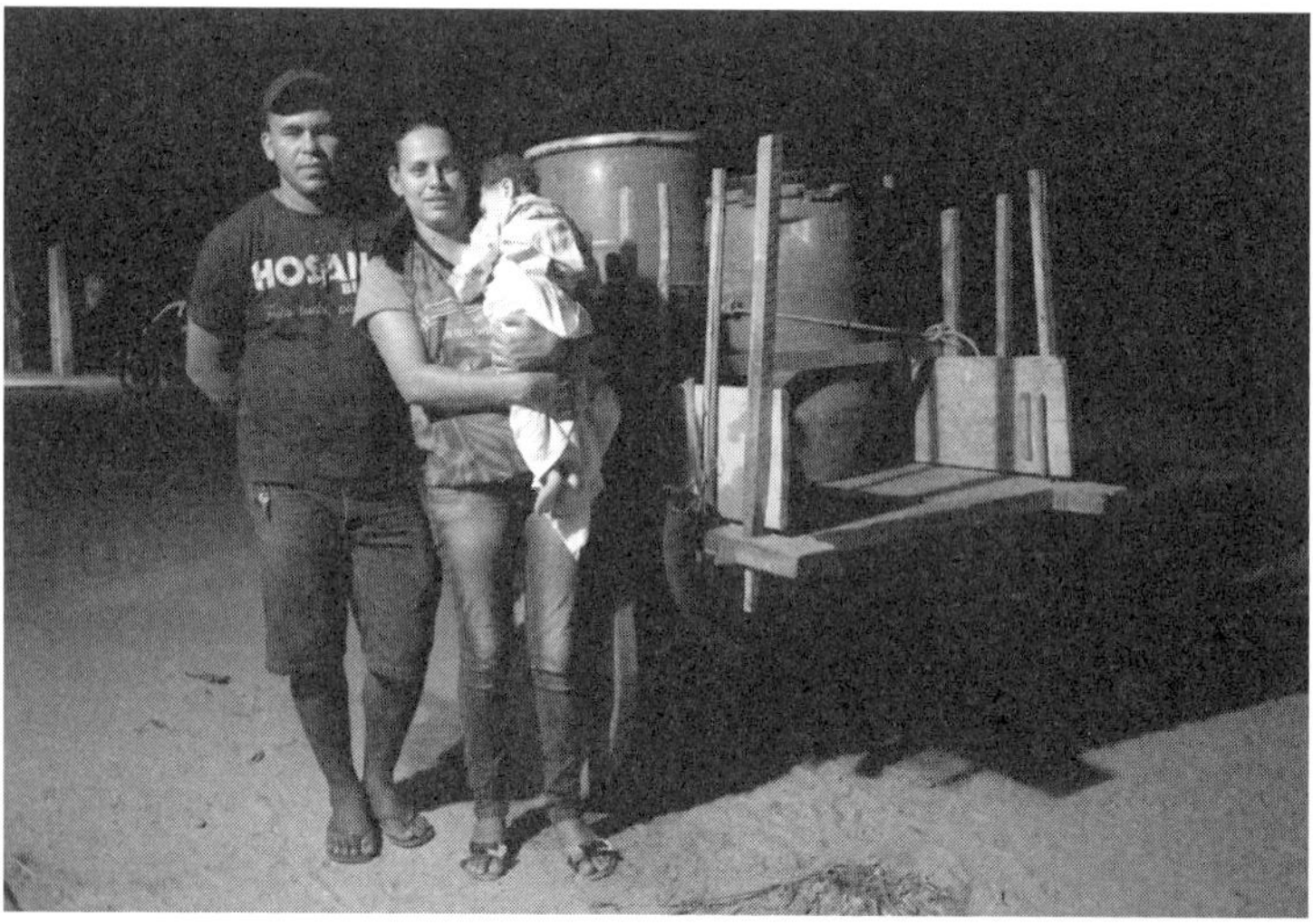

外国人女性

若いイタリア人女性、ソフィア・テッツァは、情熱に導かれてブラジルにやってきた。ブラジル人と結婚したものの、二人の関係に幸せな未来はないと気づいた時には、もう妊娠中だった。両親の助けを得て、彼女は実質的にイタリアに逃げかえった。当時のことを恨みに思ってはいないが、一緒にいた三匹の名なしの猫たちのことがただ懐かしい。ソフィアは、ジカを患った日々のことを思い出す。肌が燃えているようで、冷たい風呂に入っても体中の小さなぶつぶつが治まることはなかった。医者に電話したところ、ジカ熱流行初期のブラジルで、母になろうとしていた女性たちが言われていたのとまったく同じことを聞かされた。「心配しないで。なんでもないですよ。ただのウイルスです。三、四日で治るでしょう」。だから、ソフィアは薬を飲まなかった。旅の準備をしたりお別れのあいさつをしながら、猫と一緒に家にいた。帰国前にもう一度、妊婦検診で超音波検査を受けた。発疹が出てからは初めての検査だ。医師の冗談めいた予想は、その意図とは異なる意味で、結果的に当たることになる。「手に負えない男の子になりますよ」。

妊娠六カ月のとき、ソフィアは暴れん坊の男の子、ピエトロ大王の検査結果を携えて、ブラジルを離れた。イタリアに着いたのは、二〇一五年八月一日、暑い夏の日だった。ソフィアの父は、孫に家族のそばで育ってほしいと考えていた。イタリアでの最初の超音波は、別の画像を示していた。まるで、以前見たもののネガを見ているようだった。ピエトロの脳は白い斑点で覆われていた。そして日に日におとなしくなっていった。

「若いんだから、三十人でも産めますよ」、イタリア人医師はソフィアの母に言った。ソフィアが黙り込む一方で、母が医師に質問したり、この未知の病気の意味のわからなさを嘆いたりする役割をかってでた。ピエトロの脳は、これまで見たこともないかたちで損傷を受けている、と医師は説明した。ソフィアは、著名な医師を訪ねる巡礼の旅に出た。なかには、ブラジルでのソフィア以上にジカについて何も知らない医師もいた。医師たちはみな、ソフィアの赤ちゃんを最初に可視化したヨーロッパ人医師とまったく同じように、あぜんとしていた。「こんなものは見たことがなかったそうです」、とソフィアは言う。医師たちは、子どもは「植物状態」になるだろうと告げた。「植物状態」という言葉を口にするさい、ソフィアは声を詰まらせた。

ソフィアは調べはじめた。彼女は、科学がまだ発見していないことを発見せねばならなかったので、自分自身の身体の科学者になった。ピエトロに何かが起きた。それが新しい病気なら、よりよく世話ができるように、病名を知って理解したかった。ブラジルからのニュースを探し回ったものの、胎児に影響を与える病気の話は見当たらなかった。彼女が住んでいた北東部で、ジカの流行が広がっているということだけだった。ピエトロがどうして日に日に静かになっていくのか、脳の白い斑点が妊娠三カ月の時に罹ったジカウイルスによって引き起こされたのかどうかも、だれも説明してくれなかった。

ソフィアはスロベニアの有名な熱帯病センターを訪ねた。妊娠八カ月だったが、お腹のふくらみは止まっていた。ピエトロは、ソフィアの発疹が収まった直後の超音波画像よりも、小さくなっていた。リュブリャナの大学医療センターで、ソフィアは、ピエトロを治療する方法はないという、最終的な答えを得た。ここでも医師たちは、胎児の脳への深刻な損傷について、ただ驚いていた。

公的な科学の歴史に記録されている詳細は、ソフィアの生身の記憶に収められたものとは異なっている。彼女のケースを調査した科学者たちは、中絶のための誘発分娩が行われたという。ソフィアが私に語った話では、ピエトロは自然に子宮のなかで亡くなったのであり、お腹のなかで動かなくなってはじめて、分娩が誘発された。私は、スロベニアの研究者による「小頭症に関連するジカウイルス」という論文に書かれた見解を、彼女に突きつけることはしなかった。[1] ソフィアもまた、この論文を読んでいる。この論文は、医学の歴史において、胎児からのジカウイルスDNAの検出についての最初の報告であり、そこには女性が中絶をしたことも記されている。[2] 論文は国際的に注目され、ブラジルにおけるジカ流行の第二章に大きく貢献した。[3] 科学が大発見を歓迎する一方で、女性は嘆きながら子どもの喪に服した。

北東部の女性たち

妊娠中にジカに感染した女性たちに最初に連絡をとったのは、パライバ州奥地の乾燥地帯でのことだった。出産直後で小さな赤ちゃんを抱えて忙しい人もいたし、新生児の死を嘆いている人もいた。そのなかの一人であるジェシカは、人口約一万六千人の町、ジュアゼイリニョに住んでいた。ジェシカの夫はシルヴァンドロ（Silvandro da Silva Lima）で、サマラという名の娘がいる。二〇一五年四月、ジェシカは二人目を妊娠して、今度は男の子を望んでいた。妊娠二十週目のころ、赤ちゃんの性別を確かめるために、私費でスキャンをとることにした。「検査の途中で、お医者さんの様子がおかしいことに気づいたので、聞いてみたんです。私の赤ちゃん、大丈夫ですか？って」。医師の返事によって、ジェシカの計画は頓挫した。それからというもの、彼女はずっと消えない絶望とともに生きている。

ジェシカの家族は、ブラジル北東部のこの地域によくあるように、色鮮やかに塗装された小さな家にすんでいる。町はずれの家は、窓が小さく、低い屋根瓦には下張りがないので、家の中からむき出しの梁が見える。家族は、バケツや樽に貯めた水を使って、服を洗ったり、風呂に入ったり、料理をしたりする。水道水がいつも手に入るわけではないからだ。ジュアゼイリニョではたいていそうであるように、道は舗装されておらず、埃っぽい。二十五歳のジェシカは、母として育児をし、ミサに行き、親戚を訪ねる日々を過ごしている。停電がしょっちゅう起きる町なのでエアコンはなく、彼女と夫が寝るときに入る蚊帳は役割を果たしていなかった。ジェシカの家から数ブロックほど離れた場所には、下水設備がないので、あらゆる種類の蚊が生息していた。

超音波の結果が思いがけないものだったので、ジェシカは夫と、パライバの田舎町にとってヘルスケアの中心地であるカンピナ・グランデに行くことにした。そこでジェシカはアドリアナ医師に会う――ブラジル北東部の貧しい州における知られざる胎児医学の専門家だった彼女は、のちに国際的な科学雑誌に名前が載ることになる。

二〇一五年十一月のことだった。このころまでに、新しい疾病の名前はジカ熱であり、ありふれたウイルス性の病気や、アレルギーや、軽度のデング熱ではないことを、みんな知っていた。誰にも知られていなかったのは、ジカが胎児の発達に害をおよぼしうるということだった。ジェシカの超音波検査のあいだ、アドリアナ医師はできるかぎり優しく、状況は深刻であることを伝えた。画像に示されていたのは、「胎児には液体がたまっており、小脳の一部が欠損している」ということだった。アドリアナ医師は、胎児医療の開業医として目の当たりにしている現象を、心配しはじめていた。脳の石灰化をともなう小頭症は珍しいものだが、この一カ月にわたって、ジェシカ以外にも三人の女性に同じ診断を告げていた。全員が、妊娠中にウイルスに感染したという。隣のペルナンブコ州の同僚からも、小頭症の赤ちゃんが生まれているという報告を聞いていた。アドリアナ医師は妊娠中のジカの影響に気づき、注意を向けた最初の人物だった。

数週間前、ジュアゼイリニョ出身の別の女性、コンセイサンがアドリアナ医師の診察室にいた。ジェシカとコンセイサンは知り合いではなかったが、パライバの僻地の医師たちは患者たちに、頭蓋内石灰化の専門家であるアドリアナ医師のところに行くように勧めていた。コンセイサンと夫のマリオ（Mário Matias Maracajá Filho）は、赤ちゃんをとても欲しがっていた。夫婦は結婚五年目で、最後の一年間は子どもを作ろうとしていた。コンセイサンはもう三十四歳だったので、早く母親になりたかった。いくつかの検査を経て、準備を整えてきた彼女は、六月についに妊娠した。パライバではサン・ジョアン祭の月だ。この日は単なる祝日以上の意味を持ち、一年は六月二十四日の前と後に分かれる。その前夜、コンセイサンの身体は痛み、お祭りでフォホを踊る気分にはなれなかった。翌日は関節が痛み、皮膚が赤いぶつぶつで覆われた。彼女は軽いデング熱かと思い、保健所へ行った。血液検査の結果、医師は「軽いデング熱ではない」と告げた。ジカ熱という名前の病気なのだと。これは二〇一五年六月のことで、コンセイサンは最初の妊娠の七週目だった。指の関節がまったくいうことを聞かず、彼女は手のひらを閉じることができなかった。赤い斑点は現れた時と同じようにあっという間に消えていったが、体の痛みはしばらく続いた。

コンセイサンは、赤ちゃんの性別がわかる時期になるまで、超音波検査の受診を待った。コンセイサンの夫はアドリアナ医師の診察室に付き添っていた。彼は父になることをとても楽しみにしていた。妻のそばに寄り添い、最初の検査を撮影した――生まれてくるのは女の子だ。おそらく、あまりにも楽しみにしていたからなのか、幸せが部屋から流れ出てしまったことに、マリオは気づかなかった。アドリアナ医師はスクリーンを消し、コンセイサンは泣いていた。彼女は二十二週目で、赤ちゃんの脳にまだらに広がる白い斑点は、超音波技師に指摘されるまでもなく明らかだった。スクリーンの画像が記憶に焼きつくと同時に、いろいろな考えがコンセイサンの頭を通りぬけていった。「妊娠中、何もまちがったことはしていません。すべては計画通りでした。最初の数カ月は旅行をしなかったし、シーフードは食べなかった。感染しないために、いろんなことを我慢してきた。なぜだかわからなかったの」。唯一コンセイサンに思い浮かぶことは、理学療法士としてかかわっている子どもたちだった。「石灰化で、娘はどうなってしまうのだろう？　何が起きようとしているのか、とても怖かった」。

アドリアナ医師は二十日後に再検査をすると告げた。コンセイサンにとっては、毎回の検査がとても苦痛だった。前日はまったく眠れず、アドリアナ医師の待合室は、医師本人の言葉を借りると、「母親たちが判決を待つ、死の廊下」だった。検査のたびに、さらなる変化が現れた。コンセイサンとマリオは自分たちで勉強しはじめた。手に入るものは何でも読み、小頭症の子どもの画像を調べた。毎日、理学療法士として働いている保健所で子どもたちを見ながら、自分の娘もきっとこの子たちのようになるのだろうと考えて、コンセイサンは一人苦しんだ。別の産科医に話をしようと決めたのも、そういう時間だった。「私が患ったのは、ジカだけなんです」。医師は仮説を否定しなかったが、はっきりとしたことは言わなかった。「ジカは新しい病気です。確かなことはいえません」。

ワッツアップ・グループの「チクングニア・ミッション」では、デング、チクングニア、ジカの三大感染症についての意見交換が続いていた。アドリアナ医師はそのグループの家庭医や専門家たちと連絡を取り合っていた。同時期、レシフェ市は、小頭症の新生児数が急上昇していると、全国的に公表した。ジカウイルスは確実に広がっていた。小頭症の病因が何かについて、さまざまな懸念があった――デング、チクングニア、ジカ、あるいはトキソプラズマ症やサントメガロ・ウイルス（CMV）のような感染症かもしれない[4]。

カルロス・ブリット医師は、二〇一五年前半に、ジカの流行に小頭症が関連しているのかを調べるべきだとただ一人、声を上げていた。ジカの流行と小頭症の増加は時期的にも空間的にも一致しており、疫学にとって重要な手がかりとなるものだが、根拠としてはまだ十分ではなかった。

さらにブリット医師は小児神経学が専門の母娘、アナ医師とヴァネッサ医師と話した。レシフェ市の小児神経学の専門家であるアナ医師とその娘ヴァネッサ医師は、奇妙な種類の小頭症を患って生まれる赤ちゃんの増加に気づきはじめていた。石灰化のパターンもおかしかった。最初はサイトメガロ・ウイルスを疑ったが、脳の白い斑点はそれまで見たこともないものだった[5]。アドリアナ医師はコンセイサンの赤ちゃんの画像に衝撃を受け、ジェシカの画像と比較してみた。石灰化のパターンと脳の損傷は異なったが、いずれのケースも、感染によって引き起こされる解剖学的変化の特徴を示していた。アナ医師やヴァネッサ医師と同様にアドリアナ医師もサイトメガロ・ウイルスを疑ったが、白い斑点による脳の損傷はサイトメガロ・ウイルスによる損傷よりも激しかった。

二〇一五年十一月十四日、ジェシカとコンセイサンは夫たちとともに空港で待ち合わせをし、サンパウロに向かった。アドリアナ医師が国際的な科学者を呼び、彼女たちの超音波画像を分析・診断するように手配していたのだ。出発の数日前、アドリアナ医師は二人の女性の羊水を採取し、ジカの存在を検査することのできるリオデジャネイロにある国立フィオクルス研究所の検査機関に送っていた。コンセイサンはジェシカより落ち着いていた。一カ月以上にわたって、脳内石灰化と小頭症が娘にどのような影響を与えうるのかについて調べていたからだ。時間が彼女の悲しみをいくらかは和らげてくれた。発育のために特別な支援が必要な子どもたちと毎日かかわっていることも助けになった。だがジェシカは、たった一週間前に診断を受けたばかりだった。

サンパウロに着くと、彼女たちはいくつもの検査を受け、つぎつぎと出てくる診察票への記入を続けた。その結果は、コンセイサンとジェシカがすでに知っていることを告げるのみだった。さらに悪いことに、外国人医師はポルトガル語を話さなかったので、彼女たちは通訳を介して診断を聞かなければならなかった。そもそも痛みを言葉で表すことがとても厄介なのと同じように、そうした言葉が、医療を提供し、判決を言い渡す権力を持つ者の耳にどのように届くのかわからないというのは、とても複雑な状況である。

外国人の医師は、北東部の産科医とは態度が違うためか、もしくは言語の壁のためか、ジェシカには不親切に感じられた。「深刻なケースだと言われたんです」、ジェシカは振りかえる。「望みはほとんどない。［私の赤ちゃんは］生まれてすぐに死ぬか、新生児集中治療室で植物状態になるだろう、って」。目に見えないウイルスが、息子の脳を壊している。だが、長い間赤ちゃんをほしいと強く望んできて、科学を信じる代わりに祈ることを選んだジェシカにとって、「植物状態」という言葉は、ソフィアのときと同様に、耐えがたいものだった。ジェシカの話が進むのをみながら、コンセイサンは、二人のあいだの違いに気づいた。「私の赤ちゃんは生き残る可能性が高い、ふつうに生まれてくるかもしれない、って言われたんです。でも、ジェシカの赤ちゃんのケースはもっと深刻だった。植物状態になるなんて」。

彼女たちはジュアゼイリニョに戻った。ジェシカは、残りの妊娠期間をまっとうすることを決めた。「もう泣かないと決めました。妊娠を楽しむことにしたんです」。コンセイサンは、各種の手引き書や早期療育の方法などを読んで、心構えをしていた。十一月十七日火曜日、羊水からジカが検出されたことをアドリアナ医師が二人の女性に告げた翌日、コンセイサンは、自分がテレビに映っているのを見た。「パライバ州の二人の妊婦」。それ以上見るまでもなく、ジェシカと自分のことだとわかった。(6) コンセイサンは、自分の殻に閉じこもった。発疹の専門家にも苦悩の専門家にもなりたくなかった。マスコミに向けて話すべきなのは、医師であるはずだと感じていた。「自分の痛みについて話してまわるなんてことはしません」、と彼女は言った。一方ジェシカは、世界に向けて自分をオープンにしていた。つらくなるまで、自分の話を語った。それは長い話だったが、記者たちは、たいして重要でないフレーズばかりを繰り返した。私がジェシカに会ったのは、息子ギリェルミ（João Guilherme）が生まれてすぐ亡くなってから二週間後だった。ジェシカが自らに課した沈黙の期間を終えて、はじめて話しはじめたころだった。彼女は、哀悼の気持ちを赤ちゃん用の服や靴とともに閉じ込めた子ども部屋のクローゼットを、私に見せると言いはった。「息子のことを思い出したら、ここにきて彼の物の匂いをかぐの。あの子がこの服を着ていたらどんなだっただろう、って想像しながら」。

コンセイサンとジェシカには、出産にさいしても偶然のめぐり合わせがあった。カタリナ（Catarina Maria）が生まれた日に、ギリェルミは亡くなった。二〇一六年二月五日のことだった。ジェシカは記憶のかぎり息子の誕生の話をしようとする。彼女は出産後すぐに寝てしまい、翌日になってやっと数分間だけ抱っこすることができた。[7] ギリェルミが亡くなったのはその直後だった。

アドリアナ医師の妹のファビアナ（Dr Fabiana Melo）は、見習いの産科医で、メラニア医師の教え子だ。人間らしい自然な出産を推進している。この若い医師は、別ヴァージョンの物語を語り、この話を思い出すたびに涙する。「ジェシカは息子を見たあとで、すぐに眠りに落ちました。彼女はこのことを覚えていられないとわかっていたので、家族の要望で、赤ちゃんは蘇生されました」。こうして、ギリェルミは新生児集中治療室で一晩生き延びた。ジェシカはそこでしたことを覚えている。「お母さんが子どもにしたいことを全部したの。匂いをかいで、さよならをいうまで揺すっていた。あの子が死んでからも」。

コンセイサンとジェシカは、ジカウイルスが胎盤を通過するかどうかを調べるために、初めて羊水を提供した女性たちである。[8] ジェシカはそこに留まらなかった。自分の赤ちゃんをほんの一瞬しか抱っこできなかった人が感じる、焼けるような悲しみのなかで、ジェシカは子どもを科学に捧げたのだ。まだ入院中でありながら、ジェシカは、医療チームが亡くなった息子の身体から科学的研究に必要なものをなんでも取り出していいと許可した。ファビアナ医師が、科学のなかで永遠に生き続けられるように、赤ちゃんを腕に抱えて連れていった。ジェシカは自分がしたことをこう説明する。「世界中の母親たちが答えを求めているのに、自分勝手なことはしたくなかった」。

アドリアナ医師と同様に、コンセイサンとジェシカはパライバ州の地方出身で、科学や科学者によって知られていなかったが、自分の身に降りかかった苦悩のただなかで、適切な時に適切な問いを投げかけることができた。ソフィアは二〇一五年十月にピエトロを埋葬し、彼がほかの赤ちゃんたちと一緒に天国にいることを夢見ている。二〇一六年三月にカタリナが生まれていらい、コンセイサンは娘の身体を自分の身体の延長にして、手引書が求める以上に赤ちゃんを刺激して発達を促そうとしている。ジェシカは、ギリェルミの赤ちゃん用品を長い間抱えこんでいたが、同じような赤ちゃんを生んだお母さんと出会って、やっと自分の夢を手放すことができた。ジェシカは、病院で亡くなった息子の写真を見飽きることがない。サムエル（Samuel）と四人の娘の母親であるアレサンドラ（Alessandra de Sousa Amorim）が、ギリェルミの赤ちゃん用品を喜んで受け取った。彼女と末の息子は、本書〔ポルトガル語版〕の表紙を飾っている。彼女はアレシャンドレ・オリヴェイラ・サンチアゴ（Alexandre Oliveira Santiago）と、カンピナ・グランデの一地区であるペドレガルに住んでいる。彼女たちは、ブラジルにおけるジカ流行初期の女性たちのほんの一部である。

私はほかにも多くの女性たちの話を聞いた。アジルダ、アドリアナ、アラーネ、アウダ、アルダイネ、アルデノラ、アレサンドラ、アマンダ、アナ・アンジェリカ、アナ・カロリナ、アントニア・ヴィトリア、アルレーネ、シレネイデ、コンセイサン、クリスチアネ、エジナ・シンチア、エレン、エヴィテヴァルガス、フランシクレイデ、フランシレイデ、フランシネルマ、ジスレネ、エレナ、イアンカ、イネス、イザベル、ジョゼファ・ジュリエネ、ジョサイネ、ジョシマリ、ジョシヴァニア、ジュリアナ・ジョシアア、カリサンドラ、レオノラ、リヴィア、リザンドラ、ルアナ、マリア・カロリナ、マリア・ジェルマナ、マリア・ジョゼ、マリアン、ネルサ、オラニア、ラケル、ロシルダ、サブリナ、サヨナラ、ヴァニクレイデ、そして、ヤスミン[9]。これらの女性たちはみな、パライバ州の地方に住んでいて、子どもたちに起きている、科学がまだ知らなかったことを明らかにするために、何時間もの移動を重ねたのである。

第4章　小頭症——ウイルスの足あと

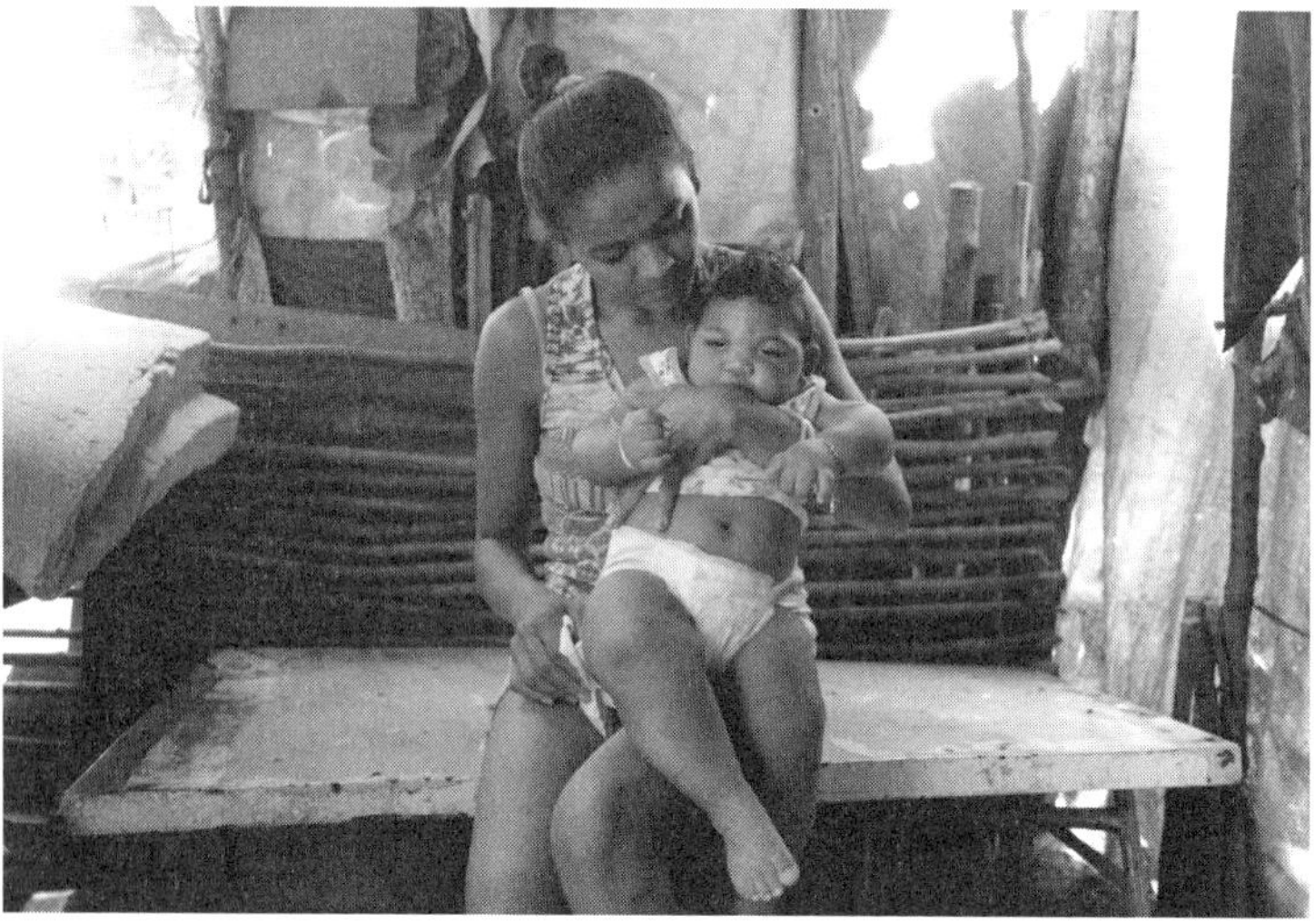

「麻痺症候群」

二〇一五年四月、ジカがブラジル国内を駆けめぐっていたが、新聞にはまだ「軽いデング熱」の症状を訴える患者で病院があふれているという見出しが躍っていた。病気の原因となるウイルスの特定は難しかった。カルロス・ブリット医師は、レシフェの救急外来室で、どの患者が何に感染しているのかを正確に把握しようと努めていた。デング熱とチクングニア熱、そしてジカ熱の同時流行の背後に、さらに別のアルボウイルスが隠れている可能性も捨てきれなかったからだ。「ジカの可能性がもっとも高いものの、チクングニア、*Oropouche*、マヤロなどのウイルス、もしくは別種のデングウイルスの可能性も考えています」。ブリット医師は、当時開始されたばかりの州都レシフェでの実態把握調査について、メディアに説明していた(1)。ニュースで報じられたアルボウイルスの一覧は、まるで、パトリック・マンソン卿の熱帯医学の手引書にあるリストのようであった。

二〇一五年五月から十月にかけて、軽いデング熱と思われていた病気に新たな動きがあった。身体の麻痺症状を感じる人びとが、病院を受診しはじめたのだ。子どもや大人、老人、誰もが似た症状を抱えていた。この病気は「麻痺症候群」と呼ばれるようになった。典型的なジカ熱よりは痛みやかゆみの症状は軽かったものの、身体が思うように動かなくなっていった。全身ではなく身体の一部だけだ――セルソ医師の奉納物〔身体部分〕は、まるで動く意思を失ってしまったかのようだった[2]。この病気は、医学では以前からギラン・バレー症候群として知られていたもので、一九一六年以降の医学関連文書で確認できる[3]。

ギラン・バレー症候群は、よくある神経障害の一つだが、その深刻さはあまり知られていない。発症した人のうち二〇%が麻痺症状を生涯抱えることになり、五%は死に至る[4]。二〇一二年、権威ある医学雑誌『ニューイングランド・ジャーナル・オブ・メディシン』にギラン・バレー症候群の診断と治療に関するレビュー論文が掲載された。八十五の文献が検証されているが、ジカウイルスが麻痺症状を引き起こしうるとの仮説はなかった[5]。

二〇一三年終わりから二〇一四年にかけて仏領ポリネシアでジカ熱が流行した後、医学文献では、ジカウイルスと免疫介在性神経疾患の関連性が検討されていった。初期の論文は、実際に患者を診察している医者たちからの事例報告が主だった。最初の論文は仏領ポリネシアの患者についての症例報告であり、二〇一四年三月に出版された[6]。二〇一四年七月、仏領ポリネシアにおける保健動向調査ネットワークで得られた血液サンプルがさらに詳細に研究分析され、四十の事例がギラン・バレー症候群であると特定された。当時、科学者たちは慎重な態度を保っていたため、説明はかなり控えめなものとなった。「ジカウイルスとの直接のかかわりは［……］、デングウイルスとジカウイルスが同時期に広まっているという点を考慮すると、引き続き研究を続ける必要がある」[7]。二〇一五年の段階では、ジカウイルスとギラン・バレー症候群の因果関係を裏づける証拠は乏しかったので、地球の反対側にいるブラジルの医師たちが、その可能性に気づくことは難しかった。

ブラジルで「麻痺症候群」と呼ばれるものが現れたのは、ジカが確認されたのと同時期だった。このころから、因果関係と相関関係はメディアや学術文献での頻出用語となり、疫学研究が専門でない医師たちのあいだでも注目を集めていた。因果関係はなく、二つの現象が偶然に同時発生しただけ、という可能性もあった[8]。偽の相関関係は、新しい病気が発生した時期に、同時に新しいウイルスの流行も確認されたときなどに、容易に起こりうる。このような状況では、麻痺症状の原因がジカウイルスであると考えるのが自然だ。バイア州カマサリの住民も、ちょうど同じような論理で考えていた。ただし彼らの場合は、汚染された環境の近くに住んでいたために、謎の病いの原因は汚染された水だと推測したのだ。確かに汚染は多くの疾病を引き起こすが、カマサリのケースはそうではなかった。住民たちは誤った推論の罠にはまってしまったのだ[9]。

WHO（世界保健機関）は、二〇一六年三月二十四日に「ジカウイルスが、小頭症とギラン・バレー症候群、その他の神経障害の原因であるとの強い可能性がある」と発表し[10]、三月三十一日には、「ギラン・バレー症候群、小頭症、その他の神経障害にジカウイルスが関連していることの強い学術的合意が得られた」と発表した[11]。また、四月七日から六月十六日にも、ほぼ同様の内容で「ジカウイルスが小頭症とギラン・バレー症候群の原因であるとの学術的な合意がある」と発表し[12]、関連性を認めた。しかしそれは、ブリット医師がレシフェ州で患者たちの麻痺症状に気づきはじめてからほぼ一年後のことだった。

ワッツアップは、新たな病気についての情報を素早くやり取りするために欠かせないツールとなっていた。「チクングニア・ミッション」のグループは落ち着いていたが、ブリット医師は別の情報交換のグループを立ち上げていた。ブリット医師に協力したのは麻痺症候群事例の研究を手伝っていた二人の同僚で、神経学が専門のマリア・イリス・デ・モライス・マシャド医師（Dr Maria Iris de Morais Machado）とマリア・ルシア・ブリット医師（Dr Maria Lucia Brito）であった。二〇一五年五月十五日、二人はデング熱発症後に神経症状が現れた患者を診察していることを、ブリット医師に伝えた。さらに彼女たちは、前年の五倍の症例があり、事態が深刻であると詳しく報告した。臨床医であると同時に疫学者でもあるブリット医師は、病院へ行き一人一人の患者に聞き取りを行った。そのうえで患者たちが感染しているのはデング熱ではなくジカ熱だと考えた。マシャド医師とマリア・ブリット医師は神経学が専門であるため、新しいウイルスが引き起こす症状について詳しくはなかった。ブリット医師は、麻痺症状を訴える新たな患者すべてに、ジカ熱に感染したことがあるかを確認していった。症例はどんどん増えていった。医師たちのグループによって、麻痺症状の事例をモニターするための調査が始められた。二〇一五年六月、脳脊髄液を研究所で検査した結果、ジカウイルスに感染したと証明された七人のうち、五人がギラン・バレー症候群であるとの診断が確定された[13]。

ブリット医師はさまざまな専門の医師たちに、何か変わったことがあれば知らせてほしいと頼んでいた。医師であり疫学者である彼の直感は、なにか新しいことが起きていると知らせていた。ジカウイルスは（この時点で）すでに名前を与えられており、ネッタイシマカが厄介な媒介蚊であることもわかっていた。彼が試みたのは、デング熱と思われていた多数の症例が、実際はジカ熱であると示すことであった。彼はペルナンブコ州の保健衛生局の勧告のことを思い出すと今でも声を高ぶらせる。その勧告は以下の内容であった。「疫学動向調査のため、ジカウイルスが関連すると疑われる症例はデング熱の疑いとともに、ＳＩＮＡＮ（報告義務のある疾病に関する動向調査システム）のデング・オンラインに報告すること。これは、二つの病気に共通する媒介蚊のコントロールのために、ウイルス感染の空間的な実態を把握するためである[14]」。ペルナンブコ州は、ブラジル国内でのジカウイルス流行の中心地の一つとなった。しかしながら「デング熱とジカ熱を分けずに報告する」このような調査が行われた結果、国内でジカウイルス自体はすでに確認されていたものの、二〇一五年十月十日のペルナンブコ州の感染症公報において、エヴァンドロ・シァガス研究所が公式に確認したジカウイルスの感染例は四件のみだった[15]。

二〇一五年七月から十月の数カ月間、ブリット医師はときには麻痺症状のことを懸念し、またときには、三大感染症の流行を混同する疫学動向調査の数値を気にかけていた。臨床実践の基本として理解すべきことを、彼は私に説明した。「感染症の流行がいったん確認されるとその後は、診断は病院で医師が行い、研究所は深刻な症例のみを扱うようになる」。このため、複数の病気の判別は、医師たちの診断能力次第となる。この能力が、疫学動向調査が正確な数字を把握しているのかを見極め、人びとが感染症に気をつけるためのガイドラインの基礎となるのだ。実際には、数値が正確に把握されていなかったために、二〇一五年十月十九日、レシフェの神経小児科医ヴァネッサ医師から電話で小頭症の子どもたちの話を聞いたとき、ブリット医師は再度、驚かされた。

レシフェの神経小児科医

ヴァネッサ医師はアナ・ヴァン・デル・リンデン医師の娘で、二人とも有能な医師であり、神経小児科医という同じ専門で力を合わせて研鑽している。ブラジルでは神経小児科医の給料は低いが、二人してそれを仕事として選んだ。しかも神経小児科医の仕事量はほかの診療科の倍である。医師の診察室にはいつも母親と子どもという二人の患者がいるからだ。

ヴァネッサ医師は、彼女が「患者第一号」と呼ぶ赤ちゃんに出会った時のことを昨日のことのように思い出す。「患者第一号のことは忘れられない。今まで見た赤ちゃんとは違っていた。八月上旬のことだった」。患者第一号という言葉を、ジカのような母子感染の病気に当てはめるのは問題

108

含みでもある。まず母親がジカウイルスに感染したあとに、胎児にも感染するためだ。ブラジルにおけるジカウイルス感染症の患者第一号がいるとすれば、例えば、ジェシカ・エドゥアルド・ドス・サントスや、マリア・ダ・コンセイサン・アウカンタラ・オリヴェイラ・マティアス、ソフィア・テッツァのような、妊娠中に感染した女性のうちの誰かである。

ヴァネッサ医師が女性たちの話をしないのは、彼女の診察対象が子どもたちであるからだ。ジカ熱流行が解明されるときの物語は、媒介蚊から子どもたちへと飛ぶ。ヴァネッサ医師の患者第一号は、双子のうちの一人である。もう一人は、子宮内でジカウイルスに感染しなかった。双子の母親は、公の場でインタビューに応じることはなかった。父親がP・Jというイニシャル名で家族を代表してメディアで語っていた。BBCのインタビューでは、このように話している。「妻の身体に赤い発疹ができていたころ、十二月にペルナンブコ州の田舎にある私の町は、州内でもっともデング熱が流行っていた場所であったことを思い出しました。そこで思ったのです。なんてことだ、防ぐことができたはずなのに、と」[16]。当時、北東部の田舎ではジカはまだ名前のないウイルス感染症だった。妊婦だったころに痛みと赤い発疹があったとの証言によってのみ、医者は妊娠期にジカに感染したのだろうと推測することができた。

ヴァネッサ医師は自分の診療所で双子の赤ちゃんを診た。赤ちゃんにはウイルス血症による症状(赤い発疹と関節の痛みやかゆみ)はみられなかった。しかし、新生児の脳にジカウイルスが影響を及ぼしたとみられる損傷があった。診察は二〇一五年八月の第一週に行われた。当時は、ジカウイルスが胎盤の壁を通り抜けて胎児の発育に悪影響を及ぼすという医学的な報告はなかった。ヴァネッサ医師は、ウイルスと感染症に関する知識に立ち返った。余剰頭皮や深刻な小頭症について調べるため、医学書を紐解いていった。彼女は石灰化のパターンが特徴的であることが非常に気になった。石灰化の範囲は広く、しかも左右対称であった。頭皮が過剰であるのは、子宮内での発達時に脳が急激に縮小したためと考えられた。双子は二卵性で、胎盤は共有していなかった。ウイルスはそのうちの一つにだけ影響したのだった。しかし、彼女には、先天性ジカウイルス感染症を疑う理由はなかった。

「小頭症は、単なる症候の一つであって、診断名ではないのです」と、彼女は折に触れて私に語った。だから、ヴァネッサ医師が新生児を調べはじめたときも、別の何かにつながる一つの手がかりとして、小頭症を見ていた。彼女のはじめの仮説はサイトメガロ・ウイルスであった。しかし数々の検査結果がすべて陰性だったので、次に遺伝性疾患を考えた。双子の家族は民間の健康保険に加入していたため、病名を明らかにしようとする医師の求めに応じて検査を受けることができた。ヴァネッサ医師はよく同僚のヘジナ・コエリ・ハモス医師（Dr Regina Coeli Ramos）と難しい症例について話し合った。ヘジナ医師は、チクングニアの検査をしてみてはとヴァネッサ医師に提案した。チクングニアの検査は民間の研究所のみで実施可能で、保険適用外だった。双子の父親が検査にかかる費用を理由に難色を示したため、検査は実施されなかった。ヴァネッサ医師は双子の症例を調べながら、レシフェの公立病院で通常通り仕事をしていた。双子の赤ちゃんの症状を診断するのは難しかったものの、最初は単に困難なケースだという以外には何も考えていなかった。

二〇一五年七月十五日、双子の赤ちゃん以外にも同様のケースが出てきた。ヴァネッサ医師がいつものように病院に行くと、医師グループが「産科に小頭症の新生児が三人いる」と彼女に告げた。ヴァネッサ医師は三人の赤ちゃんの診察に専念し、再び、石灰化が特徴的なことと、余剰頭皮の症候を確認した。「CTスキャンの結果は非常に特徴的なものでした」と彼女は述べる。どのような特徴を持つかは、神経病学において多くの意味を持つ。今回のケースでは、感染による病気であることがわかった。ヴァネッサ医師は、サイトメガロ・ウイルスではなく、何かこれまでとは違うことが起こっていると気づいた。同僚たちに可能性を指摘された梅毒やＨＩＶ、トキソプラズマ症などはすでに検査の結果、陰性だった。一連の検査は、ヴァネッサ医師を未知の病いへと導いていった。彼女はアナ医師に電話をして言った。「お母さん、何かがおかしい」。

アナ医師は娘から、一つの新生児室で三つの症例があると聞いた。ペルナンブコ州で報告された小頭症は二〇一三年に十例、二〇一四年に十二例であった[17]。アナ医師は私費で各地の病院を回ってみることにした。ペルナンブコ連邦大学の教員でもあるアナ医師は、レシフェで神経小児科医として働く多くの教え子がいる。ある日の午後、わずか一軒の病院だけで七人の小頭症の新生児に会った。彼女はすぐに娘に電話をした。「ヴァネッサ、いま病院にいるんだけど小頭症の新生児が七人もいる。七人とも、頭の形がとても似ている」。この電話をきっかけに、ヴァネッサ医師、アナ医師、ヘジナ医師の三人は、緊急の小頭症専門診療所を設立することとなった。ヴァネッサ医師は公立病院に勤める神経小児科医の知り合いたちにワッツアップでメッセージを送り、小頭症の新生児に診療所を紹介するように頼んだ。一人だけから返信があった。「一例ありますが、サイトメガロ・ウイルス感染症ですよ」。

アナ医師とヴァネッサ医師は諦めなかった。病院を訪問し、小頭症の新生児を診療所に紹介するように頼んだ。ある病院でアナ医師は、小頭症児の診断を容易にするための病室を用意した。「五つの病室と宿泊所があります。病室はそれぞれが六人から八人の新生児と母親を受け入れられます。現在、三つの病室がほぼ満床です」と、アナ医師は私に説明した。当初は十人くらいの新生児を想定していたという。

母と娘は新しい感染性疾患が流行していることは確信していたが、問題は病原体を特定することだった。女性たちは妊娠時に具合が悪くなり、全身に発疹が出たと話した。双子の母親も「ありました。みんなそうでした。一日だけでした」と答えた。アナ医師、ヴァネッサ医師、ヘジナ医師は支援を求めることにした。母親たちの症状が新生児への先天性感染に影響しているのだとすれば、彼女たちが妊娠していた二〇一五年の上半期にどのようなウイルスが流行していたのかを突き止める必要がある。

ヴァネッサ医師の同僚である神経小児科医のアデリア・ソウザ医師（Dr Adélia Souza）は、新設された診療所での双子やほかの症例に関する報告を興味深く聞いた。女性たちの妊娠期の症状や新生児の症候にとくに注意を払っていた。ヴァネッサ医師は「考えうるものはすべて研究所で検査済み」であるとアデリア医師に伝えた。二〇一五年十月十四日、ヴァネッサ医師はペルナンブコ州保健局に行き、医師であるジョゼ・イラン・コスタ・ジュニオ保健局長官（Dr José Iran Costa Júnior）に面会を申し入れた。彼女は長官に新たな感染症に対する懸念と疑いを伝え、研究資金援助の協力を依頼した。さらなる検査を行わなければ、小頭症の原因となりうるウイルスが流行していることを証明できないからだ。双子の症例や、診療所にいる多くの小頭症の新生児についても報告した。コスタ・ジュニオ長官は疫学動向調査局に連絡を取り、ペルナンブコ州のすべての産科に新生児について報告するよう依頼した。

保健局での面会のあと、ヴァネッサ医師はますます落ち着かなかった。そんな彼女にブリット医師と意見交換をするように提案したのはアデリア医師だった。「彼はレシフェでアルボウイルスの影響を調べていて、この件に没頭しているそうですよ」。ヴァネッサ医師からブリット医師への電話は、約二時間の長い通話となった。ヴァネッサ医師は、二〇一五年のはじめの数カ月に多くの人が感染し、年の中頃に麻痺症状を訴える人が増え、そしていま病気の新生児が大勢いると説明した。それはブリット医師にとって、ジカウイルスの可能性を示すパズルのピースだった。それぞれの出来事が一連の流れとしてつながったようだった。小頭症の急増は、母親たちが妊娠中にジカウイルスに感染したことが原因だと思われた。

臨床医であるブリット医師は、患者に実際に会うためにレシフェの公立の産科を訪問した。神経小児科医のヴァネッサ医師は、アルボウイルスの研究をさらに進めていった。電話で二人は、慎重に事をすすめ、さらなる確証がつかめるまでマスコミに話さないでおこうということも確認しあっていた。その後も連絡を取り合いながら、それぞれの分野で調査を進めていった。それは「決定的な出会い」だったと、二人とも私に語った。

ブリット医師は疫学専門の医師たちに、小頭症例の増加は以前の発症例の過小報告や遺伝学的要因によるものではないと根気強く説明していった。これまでとは違う疫学的パターンがあり、それにはジカウイルスが関係しているのだ。ブリット医師の主張では、ジカウイルスの影響による小頭症児を実際に目にしていない人には、これまで小頭症が過少報告されていたため現在急増したようにみえる。病院で多くの症例に直面したブリット医師は、「これは極端な小頭症なのです」という。(18)ヴァネッサ医師の患者第一号は、頭囲がわずか二十七センチしかなかった。

ペルナンブコ州で実際にこれまで小頭症が過少報告されていたとしても、従来の現象とは異なっているとブリット医師は確信している。ヴァネッサ医師が述べるように、小頭症は複数ある症候の一つに過ぎないのだ。(19)彼女も、頭囲は正常であるものの顔つきが不均衡な新生児を診察したことがあった。早急に、証明となる症例を一つでも多く、病院で集めなければなかなかった。ブリット医師は、レシフェで小頭症が確かに増加したというデータと、妊娠中にジカウイルスに感染した母親たちの情報を集めていた。ヴァネッサ医師と電話をした翌日、ブリット医師はレシフェにある権威ある病院の新生児科部長ジュシエレ・メネゼス医師（Dr Jucielle Menezes）に会いに行った。

その日の午前中、ジュシエレ医師は十六人の小頭症児をブリット医師に紹介した。偶然にも、その子たちはアナ医師の患者であった。そこで見聞きしたことに衝撃を受けたブリット医師は、一刻も早く事態を把握するために州内の新生児室を訪ね歩いて現地調査を始めた。質問紙を作成し、母親たちを一室に集めて質問しつつ、彼女たちの話に耳を傾けた。ブラジルにおいて実施された小頭症とジカウイルスに関する最初の本格的な調査であった。その週のうちに、ブリット医師は合計二十六人の女性たちの報告をまとめた。すべての女性が身体に発疹とかゆみ、痛みを経験していた。妊娠中にジカ熱を発症し、なにかしらのウイルス感染、おそらく軽微なデング熱だろうと思っていたという。

母親たちに集まってもらったとき、ブリット医師は写真を撮っていた。「忘れられない写真です」、と彼はいう。彼女たちに並んでもらって撮ったものではなく、何気なく撮った一枚だった。母親たちはカメラを見ていない。何か喜ばしいことのある場ではなかったのだから。その小さな部屋ですべてが起こっていた。六人の女性は、小さな赤ちゃんを胸に抱いていた。その様子からはウイルスの影響は見えない。新生児たちはみな、毛布にくるまれていたり、子ども用のカラフルなパジャマを着ているからだ。何人かの母親は互いを見ていたが、ほかの女性たちはただじっと座っていた。一人の女性は緑色の病院のガウンを着ている。おそらく病室から直接インタビューの部屋に来たのだろう。その部屋で動いているのは回答を書きとるために質問紙とペンをもった白衣の女性だけだ。母子感染の可能性が明らかになったときのジカウイルスに姿を与えるとしたら、それはこの写真にいる女性たちだろう。産科の患者用ブレスレットを腕につけ、新生児を抱いた名もなき女性たちだ。

調査結果を受けて、ブリット医師はさらに多くの症例を集めていく必要性を感じていた。感染症流行の警告を出すには十分な症例数に思えたが、まずはクレベル・ルス医師に電話することにした。ジカウイルスの蔓延を最初に指摘した医師である。クレベル医師は電話でのやりとりと、そのときに感じた不安を覚えている。「私には何もわからない。四十八時間くれないか。その間にここで小頭症の事例があるかどうか調べたい」、とブリット医師に伝えた。電話を切ったあとクレベル医師はイタリア人女性ソフィア・テッツァのことを思い出していた。不安を訴える妊婦に返信して一カ月が経っていた。メールを読み返すことはせず、すべての予定をキャンセルして、ブラジルにおける小頭症についての第二の調査を開始した。手はじめに同僚の小児科医たちにシンプルな質問をしていった。「最近、小頭症の子どもはいましたか?」。小児科医たちによると多くの小頭症例があったが、妊娠期のジカ熱感染の報告はなかった。

クレベル医師は女性たちの電話番号を教えてもらい、一人一人に電話をかけていた。「簡単ではありませんでした」、と彼はいう。「気の毒な女性たちは、頭の小さな子どもを抱え、産後間もない状態で、たくさんの心配事がありました。医師の質問に答える余裕もなかったのです」。何人かは、かゆみや痛みがあったと詳しく話してくれたが、妊娠中に何も病気にはかかっていないと言ってすぐに電話を切ってしまう人もいた。電話口の奥では子どもが大きな声で泣いていて、母親の声はいらだっていた。レシフェほど多くの症例がなかったこともあり、クレベル医師はまだ確信を持てずにいた。そこで、ソフィアのメールを読み返してみることにした。そこにはすべてが書いてあった。

石灰化、母子感染の可能性、妊娠初期の赤い発疹とかゆみ[20]。

メールを読み返しながら、必要な時に彼女の言葉に耳を傾けなかったことを後悔していた。その後、急いで電話を切ってしまった女性たちから、何本かの電話がかかってくるようになった。「先生、私の娘はジカ熱にかかっていました。すごくかゆがっていて。我が家ではみんなかゆくなったんです。それをお伝えしたくて電話しました[21]」。午前中だけで十二人の女性からの電話があった。十二人は妊娠中にジカ熱に感染し、生まれた子どもたちは頭が小さかった。しかし、クレベル医師はソフィアのことを引き続き考えていた。どの医者よりも前に、あの女性は、あれほど遠くから、的を射た質問をクレベル医師にぶつけていたのだった。「先生、この病気は胎児の先天異常の原因になるのですか」と。クレベル医師はブリット医師に電話をし、調べた結果を伝えた。確かに妊娠期にジカに感染した女性たちの赤ちゃんは、小頭症であった。ワッツアップのグループ「チクングニア・ミッション」に、「症例が出はじめた。血液検査はすべて陰性。カリオタイプ（核型）は正常。母親はジカに感染したことがある」とメッセージを添えて、二枚の新生児の写真を送った。カリオタイプは個体の染色体検査で、遺伝子障害を診断するものである。クレベル医師が送ったのは二〇一五年十月二十一日のことだった。

レシフェとナタルでの症例の多さが、ブリット医師を後押ししていた。ヴァネッサ医師と話した一週間後の二〇一五年十月二十六日、ペルナンブコ州医療地域委員会（ＣＲＥＭＥＰＥ）を組織し、そこで、ジカウイルスが小頭症の原因となっているという仮説を報告した。その二日前、メディアはウイルスと小頭症が関係しているのではないかという仮説を報じていた[22]。ヴァネッサ医師にブリット医師と話すように勧めたアデリア医師が、インタビューに答えていたのだ。「まだデングやチクングニア、ジカとの関連ははっきりとはしていません。いま言えるのは、年明けからデング熱が流行し、その後出産した女性たちの子どもに小頭症が多いということです」。ジカウイルスが小頭症の原因となりうる、という発表がなされた。偽の相関関係である可能性がまだ残されている以上、科学的な慎重な判断が求められるため、断定はいったん棚上げされた。

ペルナンブコ州医療地域委員会の会議で、話し合いは円滑に進んだわけではなかった。ジカに関する報告内容はメディアに漏れていたほか、議題もペルナンブコ州の公衆衛生政策に大きな影響を及ぼすものだったからだ。さらに、ワッツアップの「チクングニア・ミッション」グループ内では、保健省とパンアメリカン保健機関の代表も会議に出席するとの知らせがあった。会議は重々しい雰囲気となり、慎重さを要するテーマであることを物語っていた。会議の直前、州を代表する専門家たちは出席を見合わせることがわかった。州の専門家たちは、正式に招待されていないことを不満とし、自分たちには会議の議題さえ知らされていないにもかかわらず、保健分野の国レベルのエリートたちが出席することに反発したのだった。ブリット医師は、正式な招待というのはとくに誰に対しても送っていないと弁明した。「この会議は、単なるクローズドの学術的な会議だったのです」。しかし、いったん起こった確執は解消されなかった。会議の副産物は、専門家たちとブリット医師との間の厄介な不和であった。こうしてブリット医師らは、感染症流行の中心地ペルナンブコ州において、ジカや小頭症に対する地方行政の施策には関与できない立場になってしまった。

二〇一五年十月二十七日、ペルナンブコ州医療地域委員会は感染症の流行を理由に小頭症専門審議会を設立し、「一月から七月までに、新生児情報システム（SISNAC）はペルナンブコ州において脳の発育に異常がみられる赤ちゃんが二十人生まれていると発表した。さらに公立の産科では、この十五日間に二十六人の小頭症の赤ちゃんが生まれた」と発表した。[23] ペルナンブコ州医療地域委員会の専門評議会のコーディネーターであったブリット医師は、ブラジルで小頭症の症例の増加を目の当たりにしていくことになった。

ヴァネッサ医師も調査を続けていた。母であるアナ医師と毎日のように意見交換を行っていた。「小頭症は一つの症候にすぎない」というフレーズは、新たな小頭症の事例が報告されて彼女たちの専門クリニックに紹介されてくるたびに、重要な意味を持っていった。ジカウイルスの影響を受けた新生児の脳には特徴的な別の所見があった。いまでも彼女たち医師は、遺伝性や先天性の疾患が原因となる小頭症と、ウイルスの影響による小頭症の違いを説明するために時間を割かなければならない。ジカによる小頭症は「先天性ジカウイルス感染症」と呼ばれることになった。[24]

ゆっくりと、アナ医師、ヴァネッサ医師、ヘジナ医師は、胎児が発達過程においてウイルスの影響を受けた場合の小頭症の身体所見を理解していった。赤ちゃんは頭蓋顔面不均衡のため、小さな頭の割には顔が幅広かった。多くの赤ちゃんには余剰頭皮があり、頭部で皮膚が余っているように見えた。それはほかの先天性ウイルス感染では見られない特徴だった。

感染症流行によって病気となった第一世代に寄り添いながら、三人の医師は子どもの成長過程を記録し続けていった。[25] 赤ちゃんが頻繁にぐずるのは、痙攣や引きつけによるものと考えられるようになった。食べさせるのが難しく、嚥下障害と呼ばれる機能不全がみられる赤ちゃんもいた。多くは足や手が曲がっているという、先天性多発性関節拘縮症（AMC）の特徴がみられた。これもジカウイルスが胎児に及ぼす影響の一つの所見になった。ヴァネッサ医師が診察した赤ちゃんたちを含む、小頭症増加初期の赤ちゃんたちにも、ジカによって引き起こされたこれらの特徴的な先天的症候があった。

診察で確認できる身体所見以外にも、新生児たちのCTスキャンからは、患者第一号と同じ頭蓋内石灰化の特徴があった。双子のうちの一人に関する記事の一つに、アナ医師やヴァネッサ医師の写真とともに、ジカの影響を受けた新生児の事例として脳のCTスキャン画像が掲載されている。[26] 一般向けの新聞記事に専門的なCTスキャン画像が掲載されることは珍しいことだ。それでも掲載されたのは、ヴァネッサ医師の言葉を借りれば、一般読者にとってさえ「感染の傷跡」がはっきりと読み取れるほどわかりやすいものだったからだ。頭蓋骨と脳のあいだに厚くて白い層があり、まるで白いゴムが柵のように脳を覆っているようであった。それは脳を保護しているのではなく、石灰化を示していた。ウイルスが脳に入り込んだ痕跡であった。

公衆衛生上の緊急事態宣言に対して寄せられた多くの科学的な問いは挑発的なものであった。レシフェの臨床医たちは小頭症が流行していて、それが胎児期にジカに感染したことによるものだと確信していた。しかし、ジカウイルスが国内で確認された時期と同様に、小頭症とジカ感染が偽の相関関係ではないことを証明する必要もあった。ブリット医師とヴァネッサ医師の提示した証拠は、政策の責任者たちやブラジル南部の医師たち、さらには、ブラジル北東部で起こっている事態に注目していた海外のコミュニティを納得させるにはまだ十分ではなかった。

二〇一五年十一月十七日、パライバ州カンピナ・グランデであるニュースが発表された。産科医のアドリアナ・メロ医師が、北東部の女性二人の羊水からジカウイルスを検出したというのだ。ジカウイルスが胎盤を通じて胎児に影響を与えるという初の証拠であった。

パライバ州内陸部の医師

ジカの真相を追求する旅は、北東部の奥地へと進んでいった。自然出産を推進しているメラニア・アモリン医師は、その界隈では名の知れた女医である。ペルナンブコ州の州都レシフェで学んだあと、パライバ州カンピナ・グランデで教鞭を執っている。メラニア医師の教え子であった産科医アドリアナ医師は、胎児医療の専門家である。彼女たちに加えて、三人目の医師として、ファビアナ・メロがいる。彼女はアドリアナ医師の妹で、メラニア医師のもとで産科研修医をしている。ジェシカの出産に立ち会ったのがメラニア医師だった。この女性医師たちは、患者に耳を傾け、痛みを和らげ、お母さんたちが赤ちゃんを世に生みだすことに集中できるよう手助けすることに長けている。

二〇一五年十一月、ペルナンブコ州で六四六件、パライバ州では二四八件の小頭症例が報告されていた。[27] 新生児総数に対する（小頭症）報告数の州ごとの比率をみると、パライバ州とペルナンブコ州の統計には似通った傾向があった。パライバ州の医療関係者からは何も発信されておらず、メディアはペルナンブコ州の州都レシフェからのニュースや発見を報じていたため、レシフェが情報拠点として注目されていった。[28] アドリアナ医師は、ブリット医師がワッツアップに書きこむ内容を注意深く追い、ジカウイルスが小頭症の原因となるという仮説に不安を感じていた。彼女の胎児医療の診察室や、勤務している大学の診療室には、ウイルスに感染した患者が押し寄せていた。アドリアナ医師は、ジカウイルスの発見をめぐる話がなぜ媒介蚊から新生児へと飛ぶのかが理解できなかった。妊娠した女性たちはどうなるのだろうか。彼女たちはどこにいたのだろうか。

アドリアナ医師は一日に三十人以上の妊婦を超音波検査していた。妊娠中のウイルス感染の話はよく耳にした。もし、ブリット医師やヴァネッサ医師が言うように、ジカウイルスが胎児の小頭症の原因となるのならば、なぜさかのぼって妊婦を調べないのだろうか。アドリアナ医師はレシフェの医師たちが同じ疑問を持たないことが不思議でならなかった。疑問のなかで彼女は孤独だった。メラニア医師は出血性デング熱からの長い回復期のただなかだったからだ。アドリアナ医師を臨床医から優れた研究者へと変化させたのは、探求心というよりも、女性たちやレシフェの医師たちの言葉に注意深く耳を傾けたことだった。ファビアナ医師は姉アドリアナ医師を尊敬しており、姉が小さいころから研究者となる夢を抱いていたと私に話した。「見て。この写真は学校の科学フェアでのアドリアナよ」と、姉の科学者としての出発点はこの時だったのだと楽しそうに話した。姉は同意しなかったが。

マリア・ダ・コンセイサン・アルカンタラ・オリヴェイラ・マティアスは、アドリアナ医師の注意をひいた最初の女性であった。彼女の超音波画像は正常ではなかった。石灰化は感染によるものと考えられたが、脳の変質の仕方はこれまで二十年以上医療現場で学んできたこととは全く異なるものだった。「彼女は妊娠二十二週目だったのですが、私は胎児の脳がよく理解できませんでした。小脳がとても薄かったのです。一体この異常は何なのかと、自問しました」。アドリアナ医師は、胎児医療専門家の二人の同僚、マイラ・サントス医師（Dr Maíra Santos）とスエレン・クレメンチノ医師（Dr Suelen Clementino）と会った。彼女たちも類似例を公立産科病院でみたことがあり、同じように画像に驚いていた。コンセイサンの初診は二〇一五年九月二十九日だった。十月のあいだ、アドリアナ医師は州都レシフェでの小頭症に関する混乱に突き動かされ、同僚たちと議論を続けた。

先天性形成不全がジカウイルスと関係しているという噂がレシフェで広がっていった。ブリット医師主導のペルナンブコ州医療地域委員会会議の数日前、ワッツアップのグループでは医師たちが活発にメッセージを書き込みあっていた。アドリアナ医師は、それらが真実なのか、もしくはそのなかに単なる噂話が含まれているのか、わからなかった。二〇一五年十月二十三日の夜、ペルナンブコ州保健局から小頭症に関する第一報が届いた。文書は十月二十七日に公式に発表されたことから、こういった通知が州の官僚的ルートよりも別ルートで素早く伝わっていくことがわかる。「二〇一五年十月に、ペルナンブコ州保健監督局は、今年八月以降に生まれた子どものうち小頭症事例が二十九件あるとの情報を得た。ここで留意すべき点は、現在ある情報からはまだ、その患者の病歴とは関連付けることはできないということである」[29]。

コンセイサンの二度目の受診は、十月二十三日だった。彼女は前日から落ち着かず、夫マリオも今回はビデオカメラを持たずに同席した。診察室に入るとき、コンセイサンは涙ぐんでおり、妊娠の喜びはいまや災難に変わっていた。前回よりも真剣なアドリアナ医師がそこにいた。「私にとってこれまでなかった事例です。でも、ちゃんと調べていきますから」。超音波画像からは分からないものを探っていくため、アドリアナ医師はＭＲＩと染色体異常を調べる羊水検査を指示した。コンセイサンはその日、ほとんど話さなかった。マリオとともに胎児医療の著名な専門家の診察を受けるために、〔パライバ州の州都〕ジョアン・ペッソアへ向かうことをすでに決めていた。アドリアナ医師に言いづらかったからか、自分のプライバシーを守りたいという気持ちからかはコンセイサン自身もわからないが、別の専門家を受診するという決断をアドリアナ医師には伝えなかった。州都ジョアン・ペッソアに行くことを決めたのは本人の意思のみならず、家族からの圧力も影響していた。

その日、アドリアナ医師はペルナンブコ州の専門報告書を再読していた。「小頭症の増加は複数の要因によって説明されうる。とくに妊娠期初期の三カ月は、先天的感染（妊娠中に母親から子どもに伝わるもの）もあれば、感染性でないほかの要因も考えられる」[30]。文書には科学的に新しいことは何も書かれていなかったが、それを熟読しながらアドリアナ医師はコンセイサンの検査のことを思い出していた。医学の文献を探してみたが、ジカウイルスに関する論文は十本もなかったし、ウガンダ、ヤップ島、仏領ポリネシアなど、同じようなことが書かれていただけだった[31]。月曜日を待ちきれず、コンセイサンに電話をした。「ジカの症状がありました？」「はい、妊娠八週目の時でした。お医者さんにも話しました」。アドリアナ医師は彼女の考えを話し、コンセイサンはただそれを聞いていた。この時も、数日後に州都で別の専門家を受診することをアドリアナ医師には話さなかった。ペルナンブコ州の専門報告書をコンセイサンも読み、コンセイサン自身も考えようということになった。

研究者としての探求を始める前に、アドリアナ医師はクレベル・ルス医師にメールを書いた。「北東部のほかの州と同様に、小頭症の発症割合が高くなっていることがわかってきました。胎児医療にかかわる我われは、小頭症だけでなく、妊娠二十週から二十四週あたりの小脳虫部の発育不全と、広範囲におよぶ脳室周囲の石灰化についても把握しています。［……］あなたが、新生児の血液検査か胎児の羊水検査をしてジカの可能性を調べたかを教えていただきたいです」。二〇一五年十一月四日、クレベル医師はすぐに返信した。「ナタルやレシフェでも同じことが起こっています。もしよろしければ、あなたの電話番号を教えてください」。アドリアナ医師は頼まれた通りに携帯電話の番号を送り、かかってくるのを待ったが電話はなかった。再び連絡をした。「クレベル先生。私が知りたいのは、サイトメガロ・ウイルスの時に実施するような、胎児の羊水検査が実施されたかどうかです」。しかし返信はなかった。

コンセイサンは州都から戻り、アドリアナ医師に電話して秘密の受診について打ち明けた。コンセイサンは、州都の専門家は州内陸部のアドリアナ医師が挙げた仮説を馬鹿にしたが、彼女と夫マリオは今後も検査を続けていく気持ちはあると話した。ペルナンブコ州の専門報告書を読んだことで、コンセイサンとマリオは科学に貢献したいと考えていた。ジカウイルスが隠れているかどうかを調べるために、検査のために羊水を提供したいという。アドリアナ医師は好奇心から、州都の医師が示した軽蔑の理由を尋ねた。医療の専門用語を自然に使えるまでになったコンセイサンは答えた。「彼がいうには、『根拠に基づく医療』〔EBM〕ではない、ということでした」。アドリアナ医師は、州都の医師に「専門家による観察こそが最初の根拠なのだ」と反論したい気持ちはあったが、口にしなかった。誰よりも苦しんでいるのは受話器越しのコンセイサンだったからだ。

コンセイサンの二度目の受診と羊水提供の決断のあいだ、ジェシカ・エドゥアルド・ドス・サントスがアドリアナ医師の診療所を訪ねた。二〇一五年十一月六日のことだった。ジェシカはジュアゼイリニョの医師に勧められて来た。その医師は、超音波画像を見て、「赤ちゃんの頭にちょっとした問題がある。羊水も過多になっている」と説明していた。ジェシカの超音波画像を見たアドリアナ医師は動揺した。「非常に深刻だったのです。しかし、コンセイサンの画像で見たものと似ている点もありました。この時点で、コンセイサンのケースがジェシカのケースに発展していくのではないかと思いました」。アドリアナ医師はジェシカにたくさんの質問をした。そのうちの一つは、妊娠中にジカに感染したかというものだった。「はい。四カ月の時です」。とジェシカは答えた。アドリアナ医師は、一週間以内に電話して診断を伝えると約束した。

約束より前にアドリアナ医師からジェシカに電話があった。もし可能ならその日のうちに診療所に来てほしいというものだった。ジュアゼイリニョからカンピナ・グランデへの道中は一時間かかる。公共交通はないので、車に乗せてくれる運転手〔無登録の自家用車での有料送迎〕を探さなければならなかったため、翌日に行くこととなった。アドリアナ医師は、ジェシカの羊水を採取してブラジル南部の研究所に送ることを計画していた。診察と採取日のあいだに、アドリアナ医師は羊水の秘密を調べることができる人物を探した。羊水の採取は、公的機関で可能な場所がなかったために、アドリアナ自身の診療所で行うことにした。十一月十日午後、二人ともカンピナ・グランデにあるアドリアナ医師の診療所に到着した。二人は初めて顔を合わせた。

羊水の採取は「羊水穿刺」と呼ばれ、超音波画像でモニターしながら子宮に極細の注射針を刺して行われる。採取される羊水は約六mlから十mlである。胎盤やへその緒に触れないように十分な注意を払わなければならない。従来、羊水穿刺は、流産を含む妊娠への危険のある検査だと言われていた。今でもリスクはあるものの、アドリアナ医師が行ったこれまでの事例では問題が生じたことはなかった。それでも、コンセイサンとジェシカは、羊水穿刺に伴うリスクや、先天的感染症の疑いの原因を調べるための検査であることの説明を受けたという同意書にサインをした。

針はゆっくりと、水のように透明な液体である羊水を採取していった。アドリアナ医師は、そこに何が隠されているのだろうと想像していた。先にジェシカの羊水を採取した。ジェシカはいまでも針が刺さったときの感覚を思い出すという。ジェシカはすぐにジュアゼイリニョへの帰途に就いたが、運転手は道中、日が暮れて暗くなってしまったことに文句を言っていた。コンセイサンの番が来たとき、彼女は怖がっていた。涙を浮かべて立ち去るジェシカを診療所の出入り口で見たし、身体に刺さる針はとても太く見えた。アドリアナ医師は超音波検査で画面に映し出される画像がよく見えるよう、暗がりのなかで仕事をしていた。二人の女性を落ち着かせるためにも、診療所の照明を落としていた。氷を詰めた発泡スチロールの箱に筒型の容器を入れ、早急に送る必要があった。カンピナ・グランデでは速達便の取扱いがなかったので、飛行機便で送らなければならなかった。アドリアナ医師は一人娘の高校の卒業ミサに向かわなければならなかったため、コンセイサンとマリオが発送手続きを行った。

翌日、コンセイサンとジェシカの羊水サンプルは、リオデジャネイロ州の国立フィオクルス研究所の研究員アナ・ビスポのもとに届いた。アドリアナ医師がアナ・ビスポ研究員に連絡を取ったのは、コンセイサンの二度目の診察とジェシカの初診のあいだの十一月五日のことだった。六日後にはアナ・ビスポ研究員の研究室に羊水が届き、最初の検査が実施され、翌日にジカウイルスを確認した。あまりにも重大な発見だったため、検査方法に万全を期すため、彼女は同僚でリオデジャネイロ連邦大学出身のウイルス学者であるヘナト・サンタナ・アギアル研究員に会い、さらなる検査を依頼した。「本当にジカだけなのかしら」、コンセイサンとジェシカのサンプルを渡すとき、アナ・ビスポ研究員はそう言った。

フィオクルス研究所からの検査結果を待つあいだ、アドリアナ医師は胎児の神経画像診断の研修に参加するためにサンパウロへ向かった。講師の一人はサイトメガロ・ウイルスの著名な専門家だったので、アドリアナ医師はコンセイサンとジェシカの超音波検査について議論する機会を得た。その外国人医師はその画像をみて驚き、明らかにサイトメガロ・ウイルス感染によるものではないとしながらも、ぜひ再検査したいと述べた。「それにしても、これだけ多くの症例がある国で、誰もまだ答えを示せないとはどういうことなのだろう」と外国人医師は知りたがった。十一月十三日の金曜日、アドリアナ医師はコンセイサンとジェシカに電話をかけた。急な依頼ではあるが、もし可能であれば、すぐにサンパウロに来てほしい、パライバ州政府とカンピナ・グランデ市が旅費を負担するというものだった。二人は夫同伴で、再検査と外国人専門家の診察を受けるために旅立つことになった。

二組の夫婦は、ジュアゼイリニョから州都ジョアン・ペッソアへと向かった。四人のなかもっとも旅慣れているマリオが航空券を持ち、飛行機の搭乗の仕方を教えた。ジェシカと夫シルヴァンドロは飛行機に乗るのは初めてだった。コンセイサンとマリオは乗ったことがあった。ジェシカは飛行機が離陸するときに、恐怖とともにある種の幸福感を感じたことを覚えている。何もかもが新鮮だった。土曜日にサンパウロに到着し、空港、ホテル、病院のあいだを忙しく動き回った。日曜日、コンセイサンとマリオは歩行者天国となっているパウリスタ大通りを散歩し、あまりの人の多さに驚いた。イマクラダ・コンセイサン教会に行くことにした。祈りをささげたあとに撮った写真は、その旅での唯一の写真となった。そして、その日のうちにすべての検査を受けた。

外国人医師たちの態度を思い出すと、ジェシカは悲しくなる。「とても苦痛な時間だったし、とても辛かった。お医者さんは、赤ちゃんのケースは深刻だと言い、羊水がたまりすぎているために私にも命の危険があると説明しました」。アドリアナ医師がジェシカの動揺を伝えると外国人医師はジェシカの苦痛を少し思いやった。しかしブラジル人の医師がよくやるように、希望が持てるような言葉をかけたり、ジェシカの涙を思いやったり、また肩を抱こうと近寄るようなことはなかった。コンセイサンの夫マリオは無愛想な外国人医師に歩み寄り、「先生、私が触ったら娘はわかりますか？」と尋ねてみた。外国人医師は、生死の話をしている時なのに意味のない質問をするといら立ったようで、「何とも言えません」とだけ答えた。

外国人医師の診断をジェシカに伝える役をアドリアナ医師が引き受けた。診察室でドゥーラ〔妊娠期、産後期の女性を精神的に支える職業〕のようにふるまい、夫婦の前で膝をついて目線を合わせ、彼らがどこまで知りたいかを尋ねた。ジェシカはその時のことをこう話す。「アドリアナ先生は私たち二人のあいだに来て私の膝に手をあてながら身をかがめました。そして私たちに心の準備ができているかと聞いてくれました。私はいつも、すべてを話してほしいと彼女に伝えていました。どのようなことでも、常に正直であってくださいと」。アドリアナ医師は深刻な診断結果を伝えた。胎児には生存の可能性がないことを伝え、ジェシカとシルヴァンドロ夫婦に妊娠を中断するかどうかの決断をゆだねた。コンセイサンはジェシカの悲劇を目の当たりにし、自分の娘はそれほど深刻な状態でないのだと理解してジュアゼイリーニョへ戻った。理学療法士であることは、娘を救うために役立つはずだ。そして息子との別れに向き合わなければならないジェシカを気の毒に思った。

アナ・ビスポ研究員の同僚ヘナト研究員は、本人は知らなかったが、イタリア人女性ソフィアの息子ピエトロの体内にあったジカウイルスを特定するために使われたのと同じメタゲノムシークエンシング法を使っていた。[32]遠く離れた場所で、同時期に、妊婦たちはよく似た道筋をたどっていた。ソフィアが息子ピエトロを科学に提供したのは十月十五日で、コンセイサンとジェシカが羊水を提供したのは同年十一月十日だった。メタゲノム法は、遺伝学の検査のための確定診断として知られており、サンプル内にあるすべてのウイルスを検出できる。「私たちのグループとスロベニアのグループが検出したのはジカだけでした」とヘナト研究員は私に説明した。

ここにおいて分子レベルで胎児疾患の病原体が確認されたが、それはブリット医師とヴァネッサ医師が臨床においてすでに発表していたことであった。二〇一六年二月にヤルネイ・ムラカル医師の論文が発表されたのは、アドリアナ医師のグループがジカウイルスを特定したと公表したのは、「ムラカル医師の論文発表に先立つ」二〇一五年十一月十七日のことだった。[33]コンセイサンとジェシカは、自らの身体をもって妊娠期におけるジカウイルスの影響を証明した初めの女性たちであった。一人だけで、すぐには公表されなかったものの、スロベニアではソフィアが一カ月前にそれを行っていた。

ジョアン・ペッソアの空港に着いてすぐに、アドリアナ医師はアナ・ビスポ研究員に電話をした。アナ・ビスポ研究員は、検査の結果、羊水にあったのはジカウイルスだけだったと告げた。二人は新発見への興奮と厳粛な気持ちを抱き、少しのあいだ沈黙した。アドリアナ医師はこの発見をどう公表するかすぐに予定を立てなければと焦った。パライバ州内陸部で起こっている公衆衛生の緊急事態を考えると、学術的な発表にかかる時間はあまりにも長すぎるからだ。頼れるはずのメラニア医師はまだ出血性デング熱からの回復の途中だったので、アドリアナ医師は一人で、彼女を科学者だと認めないであろう専門家たちからの批判に立ち向かわなければならなかった。

産科医であるアドリアナ医師は、彼女の発見がどのような反響を呼び起こすか、わからなかった。パライバ州の貧しい地域の臨床医である彼女が、実験室で証明を行うグループを率いているのだ。メラニア医師とアドリアナ医師、妹のファビアナ医師は、北東部出身者であることと、女性であるということのどちらが人びとに衝撃を与えるのだろうかと話していた。ブラジル科学界のヒエラルキーや偏見を考察しようとする彼女たちの話を聞きながら、私は「北東部の女性（*mulher nordestina*）」という言葉そのものを考えていた。北東部出身者であることと、女性であることのどちらが南部の男性研究者たちに衝撃を与えるか、はかることは不可能だ。メラニア医師は女性であるということが壁になるだろうと考え、アドリアナ医師とファビアナ医師は自分たちの北東部訛りを障壁と考えていた。彼女たちが「北東部出身の女性」としてみられようと「女性の北東部出身者」としてみられようと、いずれにせよブラジル南部の男性科学者たちは、大きな衝撃を受けるだろう。そう考えながら、ただ黙って彼女たちの議論を聞いていた。

グビオ・ソアレス・カンポス教授と同様に、アドリアナ医師はまずマスコミへと向かった。彼女もまた、発見をスピリチュアルな使命だと考えていた。診察室では患者に対してカトリックの聖人や信仰に関する言葉をかけることもあるが、彼女はスピリティズムの熱心な信仰者だ。羊水を調べたのも洞察力だけが理由ではなかったし、妹ファビアナ医師がいうような子どもの頃からの科学者へのあこがれからではもちろんなかった。「人類の幸福のためのスピリチュアルなひらめきによるものなのです」と私に説明した。彼女が胎児医療を志したのは、死は嫌いでただ命を祝福していたいという理由だそうだ。しかし、ジカウイルスの患者のなかには、羊水過多によって母体に命の危険が生じる事例があったため、中絶の許可申請や裁判官の判定のただなかに身を置くことになった。

空港からすぐにパライイバ州ニュース番組のジャーナリストたちに電話をし、夜のニュース番組での生放送のインタビューを決めた。空港からテレビ局に行く前に、アドリアナ医師は個人的にパライバ州保健局へと出向き、発見を伝えたが、聞いてもらえなかった。いつもの穏やかな口調とは違って声を高くして「みなさん、ワッツアップで流れている単なる噂話じゃないんです」と言ったが、きちんと話せなかった。州内の慢性病を議論するために、会議には多くの医師が集まっていた。

アドリアナ医師が話すことに注意を払うよう促してくれたのはカンピナ・グランデ市保健局のルイザ・ピント長官だった。その場にいた男性たちには、患者の治療にあたっている女性医師が科学者へと変貌していることを信じるのは難しいようだった。アドリアナ医師にとっては、宿題を終えた気分だった。ジカウイルスが小頭症の原因になっているとの考えを、メディアに行く前に州当局に伝えたのだ。

インタビューが始まるまで、一人で身震いを感じていた。「もしかして州都レシフェの研究者たちはみんな知っていたのかしら。ジカがあまりに深刻なことだから、知っていたのに黙っているのかしら」。静けさを奇妙に感じ、落ち着かなかった。羊水を採取してジカウイルスが検出されるかを確かめるというあまりにシンプルなことをなぜこれまで誰もやろうとしなかったのか、それこそがサイトメガロ・ウイルスの検査では「通常科学」として行われていることではないか。アドリアナ医師はインタビューで検査を実施したことを話し、その結果は二日ほどで公式に発表すると述べた。

インタビューの生放送は九分間放送された。番組では、パライバ州における小頭症新生児への医療体制が詳細に報じられ、医師や研究者たちが感染症の流行について解説する特集が組まれた。媒介する蚊や、その発生場所を排除する方法などに時間が割かれた。インタビューがほぼ終わりかけたころ、ジャーナリストが彼女に尋ねた。「先生、保健省は母親たちにネッタイシマカに刺されないようにと注意を促しています。それはつまり、蚊が原因となって今回の小頭症が引き起こされている明確な証拠と言えますか？」アドリアナ医師の答えは逃げ腰だったが、近々発表される内容へのヒントは示されていた。「そうですね、確かに、その仮説に徐々に近づいています。しかし当然ながら、私たちがはっきりとそう言えるのは、感染した患者からウイルスが検出されたときです。だからこそ、私たちが羊水から検出しようとしていることは重要なのですが、確実に言えるのは、実際に羊水から検出できたときです」[34]。アドリアナ医師はコンセイサンとジェシカの羊水からウイルスが検出されたとわかっていたが、フィオクルス研究所より前に公表するつもりはなかった。

なぜアドリアナ医師は、パライバ州でもっとも有名なテレビ番組に出向いて生放送で調査について話したのだろうか。科学における公式なやり方では、学術誌に掲載されたあとに、仮説や結果についてのコメントを出すものだ。アドリアナ医師の戦略はグビオ教授のものよりも大胆だった。少なくともグビオ教授は、自分で検査を実施し、そのサンプルを彼の実験室で保管していた。「だって、私が結果を公表するのを邪魔されることを恐れたのです。だから今日、すでに羊水は採取してあり、水曜日までには結果がでるとテレビで言うことにしたんです。妨害されないように。私は自分を守りたかった」。ここでもアドリアナ医師の考えは、ブラジル南部の科学界や国内政治を警戒していたグビオ教授のものに似ている。そして残念なことに、彼女が考えていた通りだった。

次の日から突然、アドリアナ医師の診療所に世界中のメディアが押しかけて大騒ぎになった[35]。コンセイサンは科学の舞台裏に引っ込むことを決め、メディアに話すことを拒否した。ジェシカが代弁者となり、ブラジルのジャーナリストや海外の特派員のインタビューに何度もこたえた。戦いの日を待つ妊婦としての自分の姿も写真撮影させていた。掲載された記事の一つは、「涙が止まりません。小頭症の胎児を抱えたパライバ州の女性は語る」との見出しがつけられ、二枚の写真でジェシカの苦悩を表していた。一枚目はお腹に両手をあてた、いかにも妊婦という仕草をして座っている写真である。(36)カメラマンの方に視線を向けているというよりは、どこか遠くを眺めているように見える。ジェシカのそばには、家に飾られていた聖人像と聖書が置かれている。もう一枚は、来ることのない息子のベビーベッドにジェシカがもたれかかっている写真である。マットレスはまだビニールで覆われていて、新品だとわかる。インタビューでは彼女の苦悩の言葉しか聞こえてこない。「悲しくてしかたありません」、「とても悲しかった。これほど深刻だとは想像もしていませんでした。なぜ私がこういうことになったのか、自問しました」、「今も心がかき乱されて、よく泣いています」。

十一月十八日、フィオクルス研究所は公式に「IOC／フィオクルス研究所は小頭症の二件でジカウイルスの存在を確認した」とウェブサイトで発表した。(37)アドリアナ医師には全く言及されておらず、ただ「パライバ州の妊婦二名」と書かれており、続けて研究室で使われた最先端の方法論について述べられていた。公表された文書は、ブラジルで広まっているウイルスの遺伝子型が特定できたとし、それは二〇一五年四月および五月にグビオ教授とクラウジア研究員によって確認されたアジア系統だった。ジカウイルス流行をめぐる物語の第二章は幕を閉じるかのようだった。しかし、当時の保健省感染症監視局のクラウジオ・マイエロヴィッチ局長は念のため、文書をあいまいな表現にしておいた。「我われは、断定的になれない。ただウイルスの存在は単なる偶然ではない。そのため関係がありうると述べるに留める［……］これまでのところ、ジカウイルスと先天的形成不全との関連は証明されていない」[38]。おそらく、アドリアナ医師がテレビで検査について発表したときにすべてをはっきりと語らなかったように、保健省も今後発表する予定のことについては言葉を控えることにしたようだった。

アドリアナ医師は科学を理解していた。ジカウイルスが小頭症を引き起こすという重要な確認をするには二件というサンプルは少なすぎることもわかっていた。だが、重大な事柄を発見した科学者としての名誉を与えられなかったので、彼女は科学的方法を追求することをあきらめた。そもそも、科学者としての名誉は彼女自身の求めているものではなかった。コンセイサンとジェシカの羊水だけでなく、診療所を訪れる患者たちにはっきりと原因を伝えられるように、もっと多くのサンプルでの調査が実施されることを待つことにした。

ジカウイルスと小頭症の関連を断定するにはまだいくつか確認すべき点があった。世界の女性たちに似たような衝撃を与えた公衆衛生分野での近年の出来事として挙げられるものに、一九六〇年代の風疹の流行がある[39]。一九四〇年代に初めに確認されたのち、六〇年代の流行では先天性風疹症候群の赤ちゃんが多く生まれた。妊娠十週までの妊婦が風疹に罹ると九〇％の確率で胎児に影響し、妊娠十八週をすぎるとリスクは小さくなる[40]。一九六二年にヨーロッパを襲った流行は、一九六三年から一九六四年にかけてアメリカ合衆国でも流行した。当時はまだ予防接種はなく、一九六〇年代の終わりにようやく予防接種が完成した。

研究所の発表から十日後の二〇一五年十一月二十八日、アドリアナ医師はニュースの見出しに驚いた。「保健省が小頭症とジカウイルスの関連を確認」とあった。[41] アドリアナ医師による調査結果ではなく、パラー州の州都ベレン市のエヴァンドロ・シァガス研究所によって実施された唯一の検証が根拠とされていた。発見者は研究所のヴァスコンセロス所長で、彼は一年ほど前にセルソ医師からジカのプライマーを使ってサンプルを調べるように言われていた人物だった。

保健省からのメディアへの発表文書は厳粛な調子で書かれていた。「保健省は今週土曜日、北東部地方でのジカウイルスと小頭症の発生の関連を確認した。ベレン市にある保健省のエヴァンドロ・シァガス研究所は、セアラ州で生まれた小頭症およびほかの先天性形成不全の赤ちゃんの検査結果を示した。血液と組織サンプルからは、ジカウイルスの存在が確認された。この死児からの検出をもって、保健省はウイルスと小頭症の発生の関連を確認できたとみなす。これは、世界的な科学研究において史上初の発見である[42]」。アドリアナ医師の研究結果は十日前に発表されていたのだから、異常に多い小頭症の症例数や、母子感染の証明は史上初の発見ではなかった。ブラジルの権威ある調査機関が、彼女の発見を追認したのだった。

エヴァンドロ・シァガス研究所によると、「死児は小頭症およびほかの先天性形成不全が見られた」という。[43] 赤ちゃんは産後五分間生存していた女の子であったというが、科学のために娘を提供した利他的な女性については全く言及がなかった。[44] ニュースでも、その女性に小頭症の疑いを伝えたり、科学的な研究のために赤ちゃんの遺体を提供する必要性を説いたり、赤ちゃんを託されて州都ベレンの研究所に献体（体の全体か、もしくはその一部）を送ったであろう現場の医師たちについては全く報道されてなかった。

ジカの流行に関する公式な記録においては、ジカウイルスと小頭症の関連を発見したのは、パライバ州内陸部に住むアドリアナ医師ではなく、保健省のエヴァンドロ・シァガス研究所である。ヴァスコンセロス所長は研究所の広報部のインタビューで次のように説明している。(45)

この赤ちゃんの事例は、研究室での明白なデータと、ジカウイルスが小頭症の原因であるという点を我われが結びつけることを可能にしました。今回の文脈では、ジカウイルスと小頭症の関連を証明するにはこの一つの症例で十分です。なぜなら、医療現場ではすでに関連に対する疑いが持たれており、ジカ流行と小頭症事例の増加という時期も一致しているほか、フィオクルス研究所が小頭症の胎児を妊娠していた二人の妊婦の羊水からウイルスを検出しているからです。

ヴァスコンセロス所長はウイルス学の権威である。エヴァンドロ・シァガス研究所から彼の名前で発見が公表されたことが保健省を後押しした。保健省は二〇一五年十一月二十九日、小頭症の流行を理由にＷＨＯに「国際的に懸念される公衆衛生上の緊急事態（Public Health Emergency of

International Concern, PHEIC）」を出すよう要請した。ブラジルのメディアは、ヴァスコンセロス所長が小頭症原因の発見者であるとして以下のように報じた。「所長はジカについて、『私たちは手足を縛られている』と述べた。パラー州のエヴァンドロ・シァガス研究所のペドロ・フェルナンド・ダ・コスタ・ヴァスコンセロス所長は、ウイルスと小頭症の関連性を証明した(46)」。

報道を知りアドリアナ医師は悲しくなった。二つの症例は一つの症例よりも多いとか、研究所が新たな事実として発表するより前に、コンセイサンとジェシカの羊水がすでに証明を行っていたとかを理解するために、医学マニュアルなど必要なかった。彼女の憂鬱は、不当に忘れられたことによるものではなかった。今回のことは、流行地のただなかにいる科学者としての野心に対して現実を突きつけたのだ。つまり、国の重要な研究機関こそが発見にまつわる主役となり、それによってさらに資金の不公平な配分が起こるということだ。

二〇一五年十二月一日、パンアメリカン保健機関は神経症候群と先天性形成異常およびジカ感染に関する最初の流行警報を発表した。それはパンアメリカン保健機関／WHOからの、アメリカ大陸における公衆衛生が関係する最初の公式発表であった。文書では、「パライバ州の二人の妊婦」の羊水からジカウイルスが検出されたと書かれていたものの、この発見はエヴァンドロ・シァガス研究所によるものだということを強調していた。「ブラジルの保健省は、パラー州の新生児から採取された血液と組織サンプルのジカウイルスのゲノムを特定することによって、小頭症発生の増加とジカウイルス感染の関連を明らかにした(47)」と書かれており、セアラ州の新生児は歴史から消え去

っていた。(48)

アドリアナ医師の憂鬱は長くは続かなかった。臨床医として、認めてもらえなかった自身自身の辛さよりも、妊婦たちの辛さのほうが重要だと考えていたからだ。発見が公表されてから数日後には、新たな不安が彼女を襲っていた。妊娠中にかゆみや発疹があったことを隠そうとする妊婦たちが出てきたのだ。州都レシフェの神経小児科医たちと同じように、アドリアナ医師やメラニア医師、ファビアナ医師も小頭症専門の診療所を用意しており、ジカにかかった可能性のある女性たちが患者として来ていた。毎週金曜日に開いている小頭症のための診療所は、すぐにパライバ州内陸部に知れわたるようになった。そこに来る女性たちは事前に診断を受けていた。静かな廊下では多くの女性たちが母親に付き添われてそこにいた。男性が付き添っていることはめったになかった。アドリアナ医師はその廊下を、深い苦しみの場所と表現した。

頭蓋内石灰化や小頭症を治すためにできることは何もなかったし、診断が下されるのは、メラニア医師の言葉では「彼女たちがもうずいぶんと妊婦になってから」、つまり妊娠中期や後期になってからだった。ブラジルにおいて、妊娠出産年齢の女性たちのあいだでの中絶は一般的であるが、違法であるために手術は闇で行われている。また通常は、妊娠初期に行うものである。中絶は公には妊娠の継続が母体に危険を及ぼす場合しか認められていない。(49) 胎児が形成不全であるとの診断は妊娠二十週から二十四週ごろに行われ、そのころは周りから見ても明らかに妊娠中であることがわかる。治療法のない診断から逃げるためか、もしくは選択肢の不在から逃げるためか、アドリアナ医師の質問に嘘の返答をする女性が出てきた。「ジカの症状がありました？」と妊娠中にジカの症状があったかと聞くと、「いいえ、ありませんでした」と答えるのだ。[50] 注意深く見ていたアドリアナ医師は、女性たちが目をそらしたり声を潜めて答えることに気づいたので、再び質問した。「ここはジカの患者しか来ない診療所なんですよ。どうしてあなたはここに紹介されてきたのでしょうね」、と。患者の答えはいつも同じだった。「デングに罹ったからです。ジカではありませんでした」。

デング熱だったという患者の主張を受けて、アドリアナ医師は妊娠期のジカ熱感染という恐ろしい話題を避けながら患者と話した。発疹はジカ熱の症状であってデング熱ではないと断言すると、会ったばかりの患者からの信頼は得られないので、デング熱だったという話に耳を傾けた。女性たちはできるだけ影響の少ない病名を自分たちの症状に当てはめたがっていた。デング熱は胎児に悪影響を及ぼさないが、ジカ熱は胎児の脳に足あとを残してしまうからだ。[51] アドリアナ医師は時間をかけてデング熱の話に耳を傾け、そして言葉をかけながら、妊娠期のジカウイルス感染がどのように胎児に影響するかを理解していった。私は、超音波室でアドリアナ医師と女性たちの会話を聞きながら、妊娠期のジカ熱感染や発疹、かゆみなどを質問する流行の実態把握調査がどのように行われているのか不安を感じていた。女性たちは科学による問いかけにどのように返答しているのだろうか。

世界的な科学が因果関係を特定するのに手間取っていた一方で、アドリアナ医師には最初から迷いはなかった。[52] 彼女の疑問は、ほかの多くの研究者と同様に、ジカによる先天性症候群がジカウイルスのみによって引き起こされたのか、それともすでにあったほかの病気やブラジルにあるほかのウイルスとの組み合わせによって引き起こされたのか、という点であった。コンセイサンとジェシカの羊水に関する発見を発表した次の日、アドリアナ医師は診療所に戻っていた。インタビューで研究者としての名声を得たあとでさえも、診療所を離れなかった。その発見をなしえたのは、常に臨床医として現場にいたからであった。研究者として知られるようになった今でも、テレビの生放送で話したことを忘れてはいない。当時はまだ公言できなかったものの、あれがブラジルにおけるジカウイルス流行の第二章の最後のピースだったのだ。

これらの成果は私のものではありません。それはギリェルミのお母さんのものであり、カタリナのお母さんのものです。〔症例数は〕単なる数字ではないということを私たちは心にとめておかなければなりません。子どもたちの後ろには親がいるし、親の後ろには家族がいるのです。子どもたちには名前があり、そして人生がある。これらの成果は、本当は、母親たちのものなのです(53)。

第5章　患者第一号

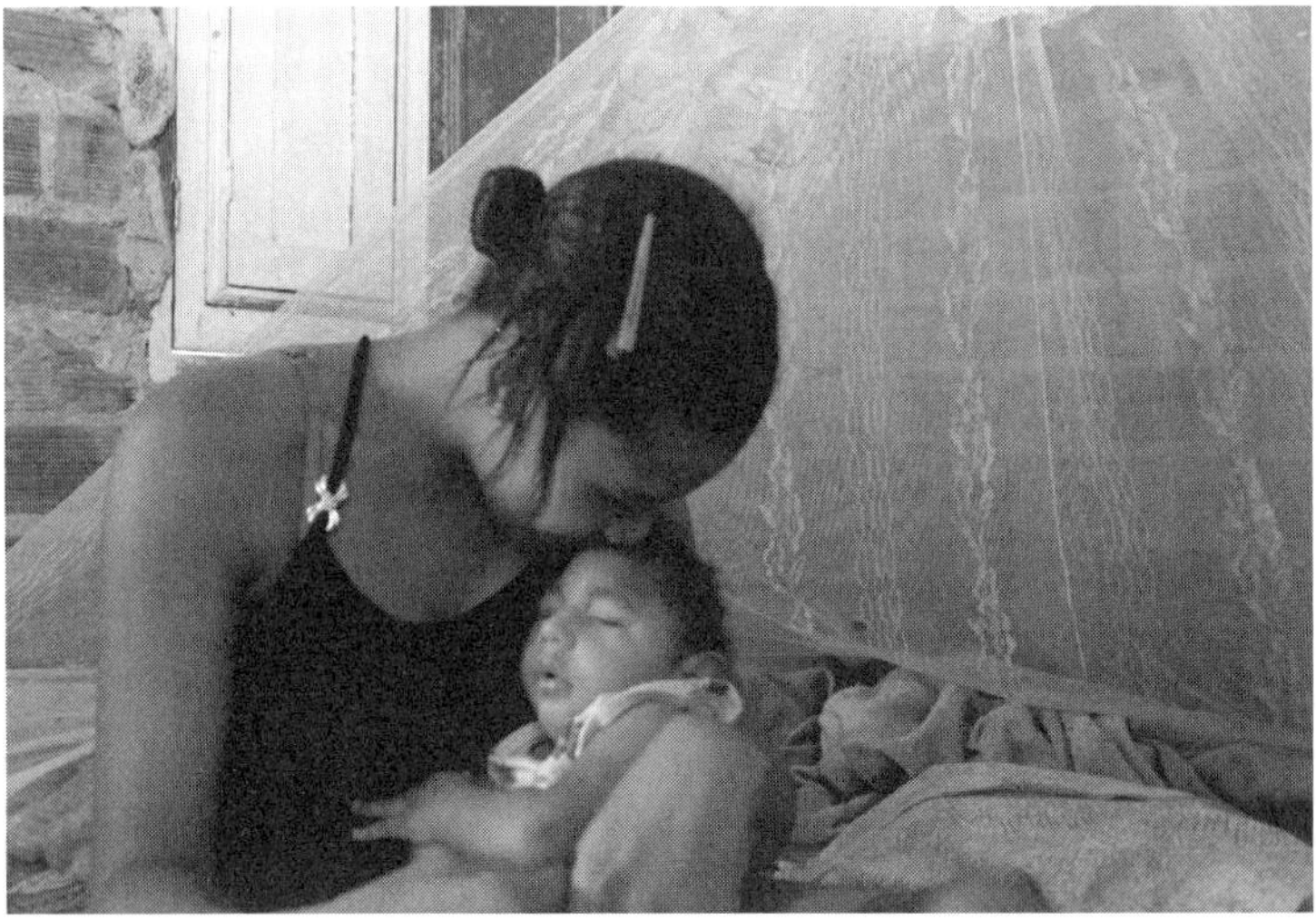

ブラジルの「患者第一号（ペイシェント・ゼロ）」である双子の一人（もう一人はジカの影響を受けなかった）は、ペルナンブコ州の州都レシフェから三四〇キロ離れた小さな町、クストジアに住んでいる。父親のパウロ（Paulo Joaquim Peterson Pereira）は地理の教師で、小さな店も経営している。パウロは、子どもと妻を大事にしている。若い妻はプライバシーが尊重されることを望んでおり、自分の姿や息子たちの詳細がメディアに出ることを望んでいない。頭文字のP・Jとしてマスコミに名のり出たのは、雄弁な夫だった。夫婦は、私が本書のためにパウロにインタビューすることに合意してくれた。したがって本書ではパウロが家族の代弁者であり、彼の名前のみ実名で記すことにする。彼らはヴァネッサ・ヴァン・デル・リンデン医師によって患者第一号の家族と名づけられた。

妻の妊娠一カ月目に、双子の一人がジカの影響を受けた。当時、北東部の女性たちは、アレルギーか虫刺されだろうと思っていた。あるいは、パウロの妻がそうだったように、せいぜい軽いデング熱だろうと考えていた。家族がプライバシーの尊重を望んでいるのは恥じているからではなく、小さな頭をもった息子の誕生をめぐる悲しみについて語ることが目下の優先事項ではないからだ。もっとも重要なのは、今の息子のニーズを声高に訴えることだ。パウロは自分の声を命の宣言として役立てたいと望んでいる。息子は十分にケアされている。家族は「早期療育」という用語に、愛情と政治的主張を込めて、形を与えていった。息子の初期の発達段階において最大限の療育を施すため、妻は当面仕事をやめて家に留まっている。

妊娠中のある日、妻は肌がひりひりするように感じたが、翌日には治っていた。このちょっとした不快感は病気とまではいえない程度だったので、妊婦検診で医師には話さなかった。妊娠中の女性がやり過ごさなければならない、よくある調子の悪い日の一つだろうと思っていた。彼女は、ブラジルのことわざにあるように、母であるということは「天国で苦しむ」ことだと教わってきた。夫婦にとって最初の子どもが双子だったので、試練や苦難も二倍になる。妊娠は、パウロが発した一連の形容詞によれば、「計画的で、予定通りで、望まれていた」――いまやパウロは、息子の小頭症について最大の配慮をもって語るスキルを身に着けていた。何らかの悲劇があるとしたら、息子の存在ではなく、「患者第一号」という名前がつけられたにもかかわらず、病気の流行が忘れ去られることだ。

パウロは、息子や家族の物語を苦痛や悲嘆に満ちたものにすることを望んでいない。かつては息子が何の影響を被ったのかを突き止めることに熱中していたかもしれないが、今は別の問いへの答えを探している――「なぜ私たちは孤立しているのか?」。「患者第一号」というラベルを煩わしく感じる一方で、そこには特権的な地位が与えられていることにも気づいている。「ここクストジアにも、小頭症の子どもたちがいる。息子より数カ月前に生まれた子たちだよ」。二〇一六年七月に双子は一歳になった。「患者第一号」という用語は、息子がジカの影響を受けた最初の胎児であったことよりも、母子感染について医学に知らせた最初の患者であったことを意味すると、パウロは理解している。歴史は、痛みに苦しむ人びとの視点からではなく、語る声を持つ人びとの視点から語られるものだ。パウロの息子は、ヴァネッサ医師の注意をひきつけた最初の小頭症の子どもで、それによって患者第一号という称号が科学によって与えられたのだ。

パウロは再び尋ねる。「なぜ私たちは孤立しているのか?」。病気の流行は忘れ去られている。二〇一六年六月のインタビュー時、ブラジルは政治的危機や汚職によって逮捕され刑務所に入れられた権力者の話題でもちきりだった。そして、患者第一号が生まれる以前に小頭症の赤ちゃんを生んだクストジアの女性は、そのことを州都レシフェに報告すらしなかった。この女性は無名だが、彼女はパウロの家族とは違って、孤立しているとは感じていない。彼女のような貧しい労働者は、生きていることそのものを含めて、いかなる承認も期待していないからだ。患者第一号の家族は、つらい超音波検査や、何度通っても何も説明されなかった妊婦検診や、おなかに二人の赤ちゃんを抱えながらその一人の脳の石灰化についてどう考えたらいいのかわからなかった妻の果てしない苦悩について、語ろうとはしない。

パウロと妻は、科学的な説明がない状況を、何とか生き抜いた。「医師たちは何が起きているのかわかっていなかった」、とパウロは言う。彼を悩ませているのは、医師たちがいまだに何が起きているのかわかっていないことだ。「双子のもう一人にも、今後何か影響が出ると思いますか?」、パウロは私に聞く。これは答えのない問いだ。出産後すぐ、妻は二人の新生児を連れてレシフェに引っ越した。クストジアではジカ熱が大流行していたからだ。人びとは診察室や応急手当に詰めかけており、家族はウイルスが子どもに影響を及ぼすのかどうかわからなかった。孤立を訴えるパウロの声にとげがあるとすれば、それは双子のなかに何かが潜んでいるのではないかと心配しているからだ。「私たちは、この病気についてほとんど何も知らない」、彼は不安げに述べる。

夫婦は、患者第一号という息子の地位には、別の意味も込められていることを知っている。彼らは、北東部における社会経済的なはしごの上段に位置づけられている。これは、胎児がジカウイルス感染症に侵されていることをアドリアナ医師によって最初に発見された、パライバの地方出身のコンサイセンも同様である。いずれの家族も、私立の医療機関に通い、さまざまな検査を受けて、科学がまだ解明していなかったことを探っていった。パウロは、ソフィアと同じような問いを投げかける。ジカウイルスと小頭症の因果関係が確立される以前にクレベル医師に連絡をしたあのイタリア人女性だ。彼女/彼らはみな、感染症の流行に巻き込まれたことによって科学者に変身し、希望を捨てずに抵抗した。

パウロはマスコミに家族の話をほとんどしなかった。それどころか「自分も妻も許可していないにもかかわらず双子がテレビや新聞に出すぎている」ことに腹を立てていた。いずれにしても、彼が自分自身の人生について語りたかったことは、記者たちが知りたかったこととは違った。パウロはインタビューを三件引き受け、すべてにおいて「アイデンティティを伏せること」を懇願した。パウロプライバシーを守るという誓約を破った人びとによって騙されたと感じたパウロは、以後、マスコミに話をすることを拒否している。私と話をすることを認めてくれたのは、彼の言葉を尊重することと、出版前にパウロが原稿を確認することを、ヴァネッサ医師が保証したからだった。

「今こそ、抵抗するときだ」、パウロは言う。「ブラジル政府はこの問いに答えるべきだ。なぜ私たちは孤立させられたのか」。彼のいう孤立は、地理的な孤立ではない。自ら医学を学びはじめたパウロは、ジカウイルスや神経学やリハビリテーションの専門家のように、検査やリスクについて話しているのである。

患者第一号の前にも後にも、クストジアやその他の北東部の町には、多くの子どもたちがいた。「とてもとてもたくさんの女性が、一人で小頭症の子どもを抱えている。多くの赤ちゃんが死にかけていて、入院が必要な子たちもいる」、パウロは孤立という概念にさらなるニュアンスを添えて話す。彼の子どもたちはジカ熱流行直後の一年を生き抜いた。家族は、血液や検査結果や病歴を提供することで、利他的に科学に貢献した。しかし、息子が受けた検査の結果を研究者から知らされていないので、一年後の今も、パウロは科学が何を発見したのかを知ろうともがき、悩んでいる。「彼らは私の知らない何を知っているんだ」。

「私は研究に貢献し、国に貢献した。私の権利を尊重してほしい」。返されていない貸しについて語るとき、彼の声は少し高くなる。そしてすぐさま、彼の政治的主張に、理解してほしいという望みをつけたす。「自分自身を表現するのは、いいことなんだ。今の状況に意味を見いだす助けになる」。パウロが受けた数少ない報道インタビューの言葉からは、彼のいら立ちを感じることができる。「なんてこった。知ってさえいれば、何かできたのに」。息子のために何ができたと思うのか、彼に尋ねた。彼が思い描くのは、過去に戻って、妊娠期間をペルナンブコ州から遠く離れたどこかで過ごしていれば、息子を救うことができたという夢物語だ。パウロと妻が、蚊と蚊がもたらした孤立を避けて生活世界の外へ逃げていくさまを、私は想像する。

患者第一号の家族にできたであろうことは何もない。ブラジルは四十年間も大量の蚊の問題に取り組んでいる。ネッタイシマカはジカ上陸より前にすでにいた。北東部について語るとき、パウロはますます混乱していく。ジカウイルスは本当に存在したのか？　本当は何か別の問題があったのではないか？　でなければ、「なぜ北東部だけなのか？」パウロの問いに対して、科学による公式的な説明を示す以外に、どう答えていいのかわからなかった。しかし本当のところ、私は答えを知っている。ウイルスの流行がここ北東部で起きたのは、大邸宅と奴隷小屋という、ブラジルにおける歴史的な不平等が今日まで続いているためだ。

第6章　北東部のその後

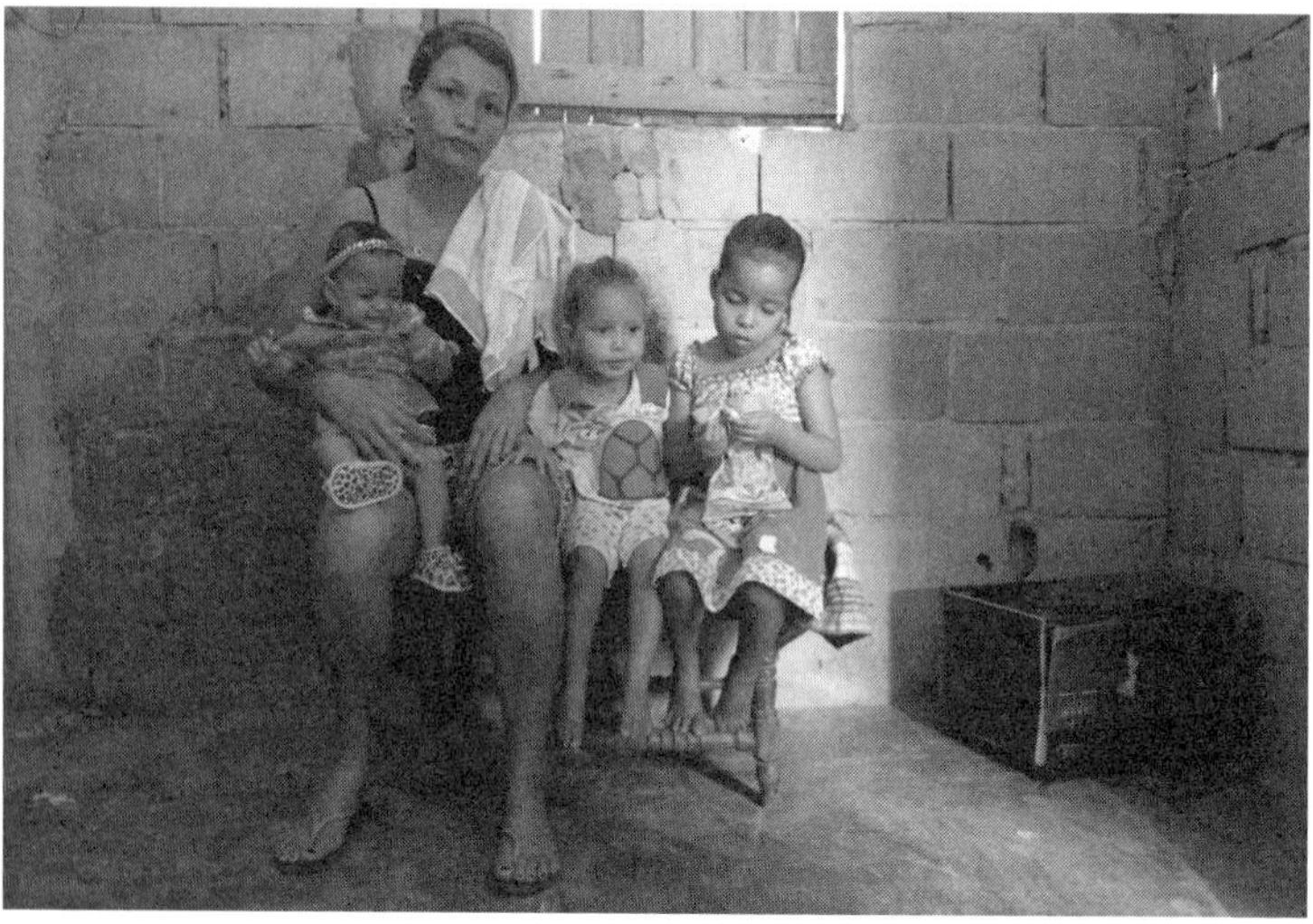

ブラジル北東部は、先天性ジカウイルス症候群（ブラジルでは多くの人びとが単に「小頭症」と呼ぶ）の中心地である。なかでも、ジカの影響を受けた赤ちゃんがもっとも集中している州は、ペルナンブコ州とパライバ州である。ブラジル保健省が発行した最初の疫学報告書によると、二〇一五年十一月二十一日までに全国で七三九件の小頭症が報告されている。そのうちの何件が確認されたのかという数値は明記されていない[1]。二〇一六年一月二日の同省の七報目の報告書では、三一七四件が記されており、六カ月後に発行された三十二報目では八一六五件に達した[2]。

こうした数値の背後には、女性たちと新生児たちがいる。生まれてすぐに新生児の頭囲が測られ、月齢基準より小さければ、すぐに報告される。次の段階として、各ケースが調べられ診断が確定される。そのあいだ、母親は赤ちゃんを連れて検査や診察のために何度も行き来しなければならい。パライバ州とペルナンブコ州には、医学調査のための機関が少ししかない。またいずれにしても、医学上の診断は、科学的な答えを待つ女性の時間感覚と比べて動きが遅い。母親にとって一番重要なのは、検査結果をなるべく早く知り、適切なケアを開始することだ。

患者第一号の父であるパウロは、故郷クストジアにおいて、小頭症の子どもについて公的保健機関に報告しなかった母親たちを知っている。その子たちはパウロの息子が生まれる前に生まれ、本書の執筆時には一歳になっていたが、ブラジルの疫学動向調査システムには属さないカテゴリー、すなわち「知られざるケース」である。不穏なことに、近年の研究によると、ジカウイルスの影響を受けた新生児でも、出生時の頭囲は標準的だったケースがある。[3] さらには、ヘルスケア政策の対象から外れているために、ジカウイルスに感染していたとしても数に含まれず、「知られざるケース」に分類されうる女性と子どもたちがいる。

小頭症の疑いが報告された新生児には、付きっきりで世話をする人が必要になる。検査に行ったり、先天性ジカウイルス症候群と診断された場合には早期療育にも連れていくためである。ブラジル北東部において、家庭生活の中心は子どもであり、育児は女性に委ねられている。子どもの世話をするのはたいてい母親か祖母だが、大家族の場合はおばや姉、従姉の場合もある。家族の都合がつかないときは、近所の人が子どもを病院に連れていくかもしれない。小頭症が報告・検査・確認された子ども、あるいは「知られざるケース」の子どもの母親を助けるため、周囲の女性たちが手を差しのべる。この役割が子守りや託児所に外注されたという話は聞いたことがない。地方の共同体や貧困層にとって、感染症の流行はブラジル都市部のエリートとは異なる経験である。

私は、カンピナ・グランデのペドロ一世病院の小頭症クリニックで長い時間を過ごした。先天性ジカウイルス症候群の乳幼児の早期療育を専門とする、ブラジル国内で最初の医療機関の一つだ。女性たちは通常、一回三十分のセッションのために、週二回訪問しなければならない。旅路は長く、移動手段は当てにならない。悲しいことに、一般の人びとは移動のための交通費を、家族が地方政府から得た特典だとみなしている。交通費は付き添い一人分しか支払われないが、子どもが成長するにつれて、連れていくのは困難になる。さらに多くの女性にとって、仕事に戻らず家庭に留まっていることの負担も大きい。

パライバ州モンテイロの質素な農場に住むシングルマザー、クリスティアーナ（Cristiana Alves da Silva）は、私が出会った女性の一人だ。クリスティアーナは息子のダヴィ・ルイス（Davi Luiz）の早期療育のために、往復五時間かけて移動する。妊娠前は、豆栽培の小作農として働いていた。二〇一六年六月、フルタイムでの世話が必要な息子のため、社会福祉給付金の支給認定を待っていた。ある外国のルポルタージュには、クリスティアーナの生活そのものを捉えた写真がある。そこで彼女は、簡素な家のなかで、腕に息子を抱えて一人座っている。上からさす薄暗い電灯からの光が、真っ暗な裏庭に漏れている。(4) クリスティアーナは、この町で、世界最大のジカ流行が吹き荒れる険しい道のりに耐えてきた多くの女性の一人にすぎない。彼女がダヴィ・ルイスを妊娠したのは、ちょうど二〇一四年十二月だった。

カンピナ・グランデのクリニックでは、子どもの世話をする数少ない父親にも出会った。家の中に隠れている父親もいるのかもしれないが、彼らが子どもを病院に連れていくために移動しているのはほとんど見たことがない。ジョゼリット（Joselito Alves dos Santos）はその数少ない父親の一人だ。マリア・カロリナ・シルヴァ・フロール（Maria Carolina Silva Flor）の夫で、マリア・ガブリエラ（Maria Gabriela）の父である彼は、いつも会合に参加し、ソーシャル・メディアでも活躍していた。患者第一号の父であるパウロと同様に、彼も、公衆衛生の危機によって傷つけられた息子の権利について語る。(5) 先天性ジカウイルス症候群の子が生まれた後、男性たちが家庭や家族を捨てたという断言はできないが、これは感染症の流行後、ブラジルにおける報道やソーシャル・メディアにおいて注目の話題だった。(6)

ソーシャル・メディアやアプリ、とくにワッツアップは、情報や仮説や噂をやり取りするための中心的な役割を果たした。(7) 私は、二〇一七年初頭、本書が英語に翻訳されているあいだも、ワッツアップでグループを作った母親たちのあいだで交わされる一日何十件ものチャットを追っていた。母親グループのやり取りのなかで、男が逃げたという話題は目にしたことがないが、これは単に、北東部では男性が子どもの面倒をみることを誰も期待していないからかもしれない。その一方で、止むことのない赤ちゃんの泣き声にうんざりしている男性や、実質的に政府の援助がないなかでの育児の重圧にいら立つ夫婦についての話題は、事欠かなかった。もっともよくある話題は、家族の貧困と絶え間ない病院参りだった。女性たちは、「チクングニア・ミッション」の医師と同様に、情報共有のため、またジカの流行が残した結果になんとか立ち向かうために、ワッツアップを頼りにしていた。

ファビアナ医師はワッツアップを使ってジェシカをアレサンドラに紹介した。ジェシカがギリェルミの赤ちゃん用品を譲りたがっていることを知っていたからだ。アレサンドラには先天性ジカウイルス症候群の息子、サムエルが生まれたばかりだった。夫は石職人の助手で、夫婦と四人の子どもは貧困ラインを下回る収入で生活していた。アレサンドラは、ジェシカとやりとりしたメッセージを転送してくれた。

「ジュアゼイリニョに住んでいるジェシカです。何が起きたか知ってますよね？　とても辛いけど、すべは神の手のうちにあって、神の思し召しです……。神はあなたにすてきな贈り物を準備してくれました」

「神を信じています」

「サムエルはどう？」

「元気よ。神があなたに、夢のような完璧な赤ちゃんを授けてくれると信じてる」

「サムエルのための物をもっていくね」

「サムエルの写真を撮って送るね」

「彼にプレゼントしたいの」

「手放してしまうの？　もう一人、考えていないの？」

「今は子どもを作ることは考えていないの。まずはこの喪失から立ち直りたい」

「聞いてしまってごめんなさいね。気を悪くしないで」

「よく聞かれることよ。気にしたりしない」

「明日会いましょう、神のご意志なら。サムエルを抱かせてもらえる？　小頭症の子どもと触れ合うのは初めて」

「サムエルの頭はほとんど気づかない程度よ。抱っこしてあげてね」(8)

ジェシカやアレサンドラのような話は、私がフォローしている母親のグループのあいだではよくみられる。これらの会話は、過剰なほどの母親らしさの演出と、子どものニーズをいかに満たすのかについての発作的な絶望のあいだを行き来する。女性たちは一緒になって、どのように日々の差別に立ち向かうのかを学ぶ。彼女たちは、公共の場で、帽子で隠さず子どもの頭をあらわにする権利を熱心に訴える。そして小頭症の治療法がないことを嘆く。幹細胞研究の進展を知らせるニュースや、信仰治療師が奇跡を起こしたことを聞いて喜ぶ。お互いを守り合い、医師や診断に挑戦し、新たな先天性ジカ症候群の発現についての情報を交換する。こうしたメッセージの交換を通して、嚥下障害のある子どもたちが発見された。社会福祉の援助を確実に受けるために、どのように医師の診断をもらうかについて助言を得た女性もいる。

流行初期には、ジカウイルス感染症に関する数値がものすごいスピードで増えていった。しかし二〇一五年後半には、当局や報道は、流行は終焉に向かっていると発表することで自分たちを安心させていた。しかし数の減少は、頭囲を報告するためのパラメータが新しくなったためなのか、蚊の蔓延の季節的な問題によるものなのか（三月から五月がもっともリスクの高い月である）[9]、三大感染症のうちの別のウイルスへの移行が起きただけなのか（二〇一六年にはチクングニア熱が流行した）[10]、知る由はない。実際南半球においては、蚊に刺されるリスクが高まるのは年初めの数カ月であるため、ジカウイルスの影響を受ける女性と子どもの第二世代の実態は、その年の最後の数カ月にようやく判明する。二〇一四年から二〇一五年にかけて、ブラジルで小頭症と報告された新生児は二〇二三％増加した[11]。ほとんどすべての赤ちゃんは北東部に住んでいる。ジオバニー・フランカの研究によると、確定した（あるいはほぼ確定した）先天性ジカ症候群の九七％は、ブラジルにおける全出産の二八％を占めるにすぎない数州に集中している[12]。

ブラジルにおけるジカウイルス感染症の流行一年目においては、二つの関連する科学的功績があった。ウイルスが国内に蔓延しているという発見と、先天性ジカウイルス感染症の発見である。主要な役割を果たしたのは、臨床医、実験科学者、そして誰よりも「軽いデング熱」にかかり、先天性ジカ症候群の赤ちゃんを世話することになった女性たちである。これは、報告されたケース、確認されたケース、知られざるケースのいずれにも当てはまる。流行の最中に公衆衛生政策を考案するなかで、ブラジルでは人びとよりも蚊について多くが語られた。公衆衛生キャンペーンのスローガンは「一匹の蚊は国家ほど強くない」というものだった[13]。こうしたジカの発見と論争をめぐる物語ではなく、本書は、女性と子どもたちの生活をめぐる物語へ立ち戻った。それこそが、グローバルなレベルでの公衆衛生の非常事態において、もっとも重要であるべきなのだ。

あらゆる段階で、科学を実践し、発見したことを公表するやり方は、とてもブラジルらしかった。おそらく、このブラジル式のアプローチは、グローバル科学の周縁にある国々で公衆衛生の非常事態に取り組むための「正しいやり方」なのだろう。研究は臨床医によってなされ、結果は科学雑誌に出版される前に報道に発表され、医師と患者が物語をともに語った。[14] 医師や科学者が査読者とやり取りする前に報道発表を行ったのは、共通善への貢献のみが目的ではなかったといって間違いないだろう。そこには、ブラジル社会で不平等に分配されている研究費を獲得できるかもしれないという利害関心もあった。結局のところ、この流行時に草分け的な存在となったのは北東部の医師や科学者であり、彼らは自分たちの声を届け正当な評価を得ることを切望していた。

こうした個々人は、自らを守るためにも戦った。北東部とブラジル南部における医師たちの間には強い連帯があったものの、科学にはどこでもつきものであるように、だれが最初に画期的な発見を出版したり重要な達成を公表できるのかをめぐる競争もあった。さらには、北東部の人びとは、ブラジルにおけるジカウイルスの蔓延の発見や母子感染の仮説に貢献したが、南部に集中しているブラジル科学の伝統的な権威がすぐさま国際誌における代弁人の座を引き継いだ。支配的な社会階層がブラジルの科学においても直接的に複製されていることは、驚くに値しない。いかなる出来事も、それだけで不平等な資源の分配パターンを揺るがすことはできないからである。

ヴァネッサ医師が診察室で患者第一号を確定してからブラジルの保健省が公衆衛生の非常事態を

宣言するまで、たった三カ月しかかからなかった。小頭症流行の兆候についての政府の応答の速さを称賛する者もいた。しかし、迅速に反応したという功績をまずもって認められるべきなのは、政府の方針というよりも、ブラジルにおける科学の周縁に位置する医師と研究者である。さらには、このスピーディーな対応の一方には、政府側の混乱した声明やしばしば生じる沈黙があった。二〇一五年十二月、保健大臣のマルセロ・カストロは、女性の健康を推進するための古い考え方に後戻りするかのように、次のような発言をした。「セックスは誰にでもできるが、妊娠計画は専門家に任せた方がいい」[15]。残念ながら、この大臣による女性を蔑視した失言は、ジカが蔓延していたラテンアメリカにおける唯一の失態ではなかった。たとえばエルサルバドル共和国の政府は、二〇一八年までは妊娠を控えるように女性たちに呼びかけた[16]。しかし、複数の感染経路（この場合は媒介蚊と性行為）のある感染症を制御するために、公衆衛生政策がセックスや妊娠の自制を勧めることは、合理的な提案ではありえない。

リプロダクティブ・ヘルス政策についてのこの新マルサス主義的なアプローチは、一方では何千人もの女性への尊敬の欠如を示しており、他方では感染症の流行に対するブラジル政府の傾向を明示している。すなわち、媒介蚊を悪者にするということだ。ネッタイシマカを早急に排除しなければならないことは確かだが、ブラジルにおいて家族計画のための資源と支援があまりにも乏しいことを考慮すると、蚊への攻撃作戦は魔法の弾丸〔特効薬〕からは程遠い。先天性ジカウイルス症候群の知らせを受けて、ブラジル北東部から妊娠の喜びは消え去った。アドリアナ医師が待合室から超音波検査室へつづく廊下を「死刑囚の監房」と呼び、診察室を女性への判決が下される場所だと言ったのは、大げさではなかった。

本書では、トランスジェニック蚊[17]、意図的に細菌感染させた蚊[18]、ガンマ線やX線で不妊化させた蚊[19]、幼虫（ボウフラ）を殺すバイオ幼虫駆除剤[20]や茶や油[21]に関する近年の研究については探究しなかった。こうした新しい武器が成功したあかつきには、蚊は消え去るか、疾病を感染させる能力を失うことになるだろう。いずれの選択肢も感染症流行に対する目覚ましい解決策を提供しうる。そうなれば、蚊はもはや、ブラジルの家族の背信的な象徴ではなくなるだろう。しかし、こうした発見が実現するまでは、そしてワクチンが市場に行きわたるまでは、ジカウイルスには緊急の真剣な対応が求められている。

リスクは、ジカウイルス感染症そのものというよりも、母子感染にある。妊娠出産年齢にある女性たちと未来の赤ちゃんたちにとって、特別な脅威となるのだ。「人びと」について、年齢や性別のない群れとして語ることはできない。語るべきなのは、妊娠しており、あるいはその予定があり、ジカの蔓延する地において今ただ生きるということにさえ怯えている若い女性である。ブラジルのようなあまりに不平等な社会において、不平等ゆえに生じる苦難には政策的な対応が求められる。しかし政府は、貧しい北東部の人びとであるという理由で、彼女たちを無視してきた。もしこの流行が都市部で起きていたら、エリート女性はジカの影響を受けずに安全に妊娠する方法を見つけることができただろう。

ブラジルでのジカウイルスの確認や、先天性ジカウイルス感染症の発見ですら、科学革命ではなく通常科学の一部にすぎなかった。ブラジルにおける流行において特筆すべきは女性たちの置かれた状況である。子どもの小頭症が疑われ、検査され、確定されたりもしくは見過ごされたりするあいだ、女性たちは放置されてきた。ブラジルにおけるジカの物語は、第三章へと続いていく。そこでは、公衆衛生と同じように、女性のリプロダクティブ・ヘルスが尊重されるだろう(22)。

ジカウイルスの母子感染の発見は、権利を保障することによって、リプロダクティブ・ヘルスが守られることを私たちに示している。ここでいう権利には、さまざまな避妊の方法へのアクセスや安全な中絶の権利も含まれる。心をかき乱されるのは、グローバルな脅威を前にしてはじめて、ブラジルは自分自身の内側に目を向けたということだ。そしてやっと、早急に求められているのは、蚊の排除だけではないと認識することができた。ジカウイルスに感染した、あるいはそのリスクのある、女性と子どもへのケアと保護が必要である。

第7章　世界の女性たちへ

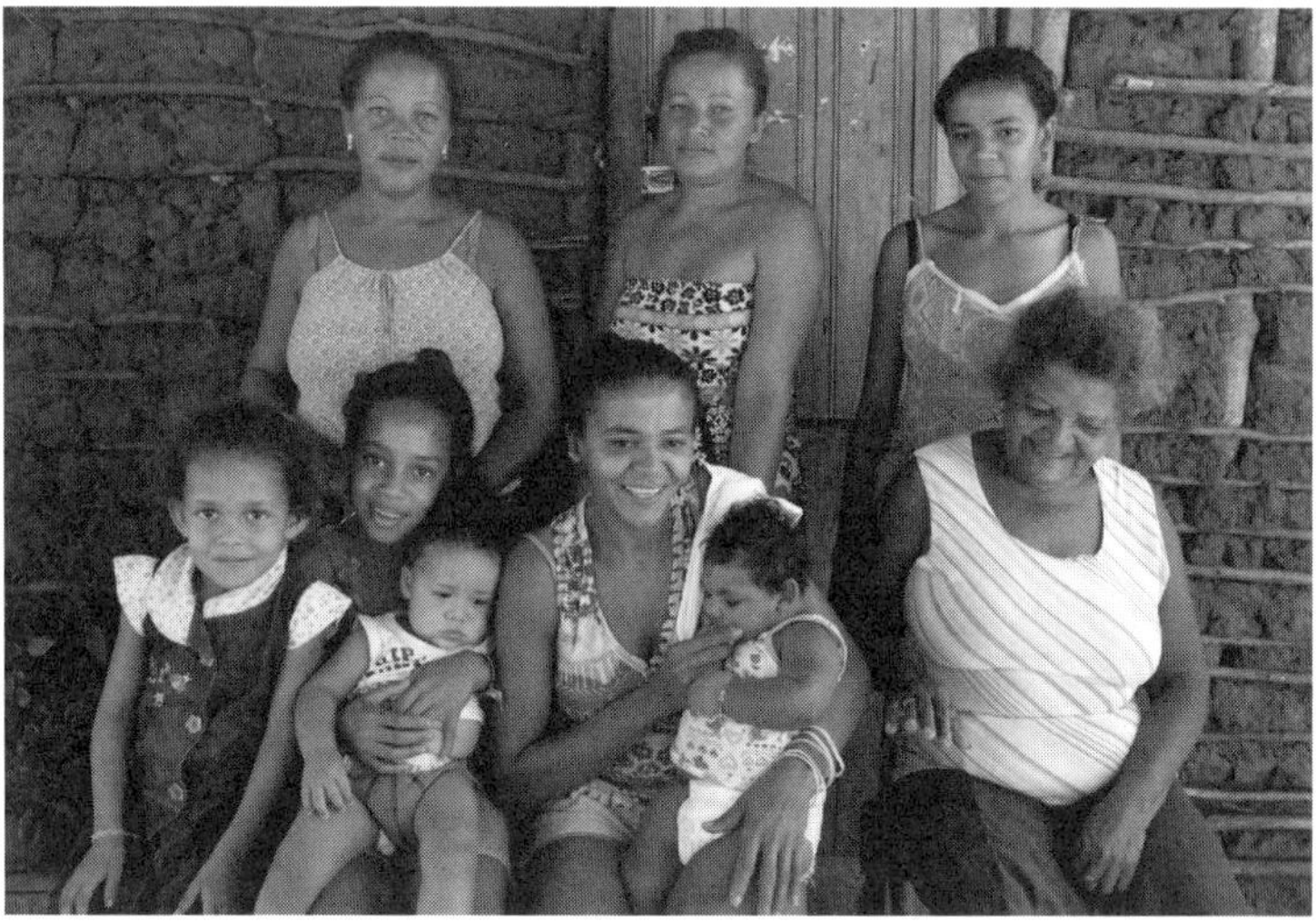

「二〇一四年の仏領ポリネシアでの類似の発生事例と同様に、最近ブラジルで報告されている小頭症やその他の神経障害の事例によって、『国際的に懸念される公衆衛生上の緊急事態(PHEIC)』を宣言する」[1]。二〇一六年二月一日の夕方、ジカウイルスに関する国際保健規則の緊急委員会における四時間にもおよぶ会議をへて、当時のWHO事務局長マーガレット・チャンは、歴史上四度目となる緊急注意喚起を宣言した[2]。これに先立って、二〇〇九年の豚インフルエンザ[3]、二〇一四年のポリオ[4]とエボラ出血熱[5]においてPHEICが通知されている。WHOは、エボラ出血熱流行時の対応の遅れについて厳しく批判されている[6]。

ネッタイシマカが蔓延するなか、ジカウイルス感染症の流行には効果的な対応が求められた。WHOがPHEICを通告したころには、ジカの母子感染はかなり明確に示されていた[7]。同様に、性行為[8]、輸血[9]、尿や唾液[10]による感染の可能性も研究によって示されていた。さらに、ジカウイルスは母乳においても検出されていた。[11] ジカ熱が大流行していたとはいえ、WHOによる注意喚起が必要となったのはジカそのもののせいではなかった。真のグローバルな脅威は、妊娠した女性が胎児にウイルスを感染させ、子どもに先天性ジカウイルス感染症を受けわたすリスクである。二カ月後の二〇一六年四月七日、WHOは新たな通知を発表した。「予備調査の蓄積にもとづき、ジカウイルスが小頭症とギラン・バレー症候群の原因であることについては、科学的な合意がとれている」[12]。ウイルスがどのように作用するのかについて解明されるべきことは多く残されているが、因果関係が特定されたことは、保健政策や国際的な研究課題の設定に決定的な影響を与えた。[13]

チャン事務局長が最初に通告を発表した二〇一六年二月から、ウイルスが先天性ジカウイルス感染症の要因であるとWHOが宣言した二〇一六年四月までのあいだ、膨大な量の研究が出版された。科学者たちは、ブラジルでの出来事を理解し、ウイルスのさらなる蔓延というグローバルな脅威に打ち勝とうと躍起になっていた。「脅威」という言葉は、ジャーナリストが人びとの恐怖をあおるために誇張して使ったわけではない。複数の感染経路を持つジカウイルスの現実を表現する言葉だ。[14] なかでも、ブラジルでジカウイルス感染症の流行を引き起こしている媒介蚊による感染経路は、ネッタイシマカが蔓延している一〇〇カ国以上の国々（二〇一五年現在）にとって目前に迫った危機となった。[15] 二〇一七年二月二日までに、ジカは七十六の国と地域で報告されており、うち五十九においては二〇一五年以来はじめてウイルスが検出された。[16] 同じ月までに、ラテンアメリカにおいて国内感染が発生していない国は、チリとウルグアイのみであった[17]（ウルグアイでは旅行者に持ち込まれたジカのケースが以前あったのだが[18]）。すなわち、ジカウイルスはラテンアメリカのその他の国々全域に浸透したということだ。

母子感染とギラン・バレー症候群の増加は、ブラジルのケースと類似した傾向が予測されていた。二〇一七年二月までには、ブラジルと同様に、コロンビア、ドミニカ共和国、エルサルバドル、仏領ギアナ、仏領ポリネシア、グアドループ島、グアテマラ、ホンジュラス、ジャマイカ、マルティニク島、プエルトリコ、スリナム、ベネズエラにおいてギラン・バレー症候群のケースの急上昇が報告されており、ブラジル以外に二十八の国と地域で先天性ジカウイルス感染症の新生児が報告されていた。多くのケースにおいて病気は国内感染によって広がったが[19]、妊娠した旅行者によって運ばれたケースもある――たとえばスロベニア（妊娠初期にブラジルのリオ・グランデ・ド・ノルテ州に住んでいたソフィア）、スペイン（コロンビアとベネズエラに旅行した女性）、アメリカ合衆国（おそらくはブラジル、グアテマラ、あるいはベリーズを訪れた女性）のケースがある。カナダのケースについては現時点では情報がない[20]。

感染症の流行は急速に広がっていき、科学も急いではいたものの、重要な問いには答えられずにいた。ジカが検出された国においては、どの系統が蔓延していたのか？　カボベルデを経由して、アジア系統となったウイルスがアフリカに再上陸したことは、何を意味しているのか[21]？　ウイルスが最近上陸したすべての国において、母子感染と先天性ジカウイルス感染症のリスクがあるのか？

ブラジルの隣国コロンビアは、流行初期にウイルスの効果を幅広く測定するシステムを設立したが、数値は不確定である。[22] とはいえ、コロンビアの数値はブラジルより低くなると考えられる。蚊の蔓延率や気候の型といった環境的理由のみならず、コロンビアの法律においては、健康上のリスクがある場合、女性は妊娠を中絶することができるからである。[23] 先天性症候群とジカウイルスとの関連が証明されるやいなや、コロンビアの保健省副大臣フェルナンド・ゴメスは、ブラジルもコロンビアの例にならって法改正すべきかという質問を受けた。彼の返答はこうだ。「他国についての意見を表明することはできないが、これは女性にとって重要な選択だといえるだろう。［……］本国で中絶を正当化するさいによく引き合いに出されるのは、女性の精神的な苦痛である」[24]。

コロンビアは、女性のリプロダクティブ・ヘルスを保護するための総合的な手段を講じる必要性をいち早く認識した。コロンビアの保健・社会保護省の元公衆衛生局長であったアナ・クリスティナ・ゴンサレス・ヴェレスは、ブラジルとコロンビアの政策を次のように比較した。「ブラジルとは異なり、コロンビアのプロトコルは情報の重要性を強調している。すなわち『ジカウイルスに感染した妊婦は、感染が新生児の頭蓋と中枢神経系における先天異常に与える影響について知らされなければならない』[25]」。コロンビアは二〇一六年二月、WHOの注意喚起を受けたすぐあとに、プロトコルを公表した。

複数の経路で感染するジカウイルスの流行が公衆衛生に与えたインパクトに関する研究を実施することは難しい。国内に媒介蚊が蔓延していたり、流行がすでに進行中であるならなおさらである。ジカの性感染についての確かな証拠は限られている。[26] 二〇一七年二月までに、十三カ国において、ラテンアメリカに旅行し帰国した男性の個別ケーススタディにもとづいた性感染が報告されている（ドイツ、アルゼンチン、カナダ、チリ、ペルー、スペイン、アメリカ合衆国、フランス、イタリア、ニュージーランド、ポルトガル、イギリス、オランダ）。[27] これらの国の多くにおいて、ジカウイルスが性感染によるものだと特定できたのは、まさに媒介蚊が不在であったからだ。

ジカについては科学的に解明されていないことも多く、なかでも性行為による感染や母子感染は妊娠出産年齢にある女性たちに大きな影響を及ぼす。そのため、ブラジルでオリンピックとパラリンピックが開催される数カ月前に、アーミル・アタラン（Amir Attaran）、アーサー・キャプラン（Arthur Caplan）、クリストファー・ガフニー（Christopher Gaffney）、リー・イーゲル（Lee Igel）らの呼びかけによって結成された国際的な研究者グループが、オリンピックの延期を提案する公開書簡をWHOへ送った。「リオ・オリンピックの延期──公衆衛生とスポーツ精神のために」と題されたマーガレット・チャン事務局長への公開書簡に、私も署名した。理由はシンプルだ。ジカウイルスの流行期にその中心地である場所へ旅行者が移動することはグローバルな公衆衛生にとって安全ではないからだ。二〇一六年六月十四日、WHOのジカウイルスに関する緊急委員会は以下の声明を公開した。

ブラジルにおけるオリンピックとパラリンピックによって、ジカウイルスがさらに国際的に蔓延するリスクは非常に低い、と委員会は結論づけた。大会が開催されるのは、ブラジルの冬にあたり、デングやジカなどのアルボウイルスの自然感染の程度が最小限である。また、会場内や周辺においては媒介蚊をコントロールする方策を強化しているため、さらなる感染リスクの軽減が見込まれている。[28]

同じ声明において、WHOは以前の提言を繰り返した。すなわち、妊娠している女性はジカウイルスが蔓延している国へ旅行しないこと、また、性的パートナーがブラジルを訪問した場合は、妊娠中の性交を控えることである。

さらにWHOは、ブラジル五輪に参加するスポーツ選手や観光客に対しても、蚊の侵入を防ぐために戸や窓が閉じられている冷房完備の宿泊施設を選ぶこと、自国の保健機関による旅行についての勧告に従うこと、旅行する前に医療機関に相談すること、虫よけを使用して身体を覆う衣服を選ぶこと、上下水道が整備されていなかったり衛生状態が悪い都市や地域を避けることを推奨していた。[29]ようするにWHOは、旅行者が冷房の効いたホテルに泊まり、肌の露出が少ない服を着ていたら、ジカ流行時にブラジルへ旅行するのは安全だと通知していたのである。さらにもっとも問題なのは、性行為の自制が、健康を守るための方法としてまじめに受け止められうるものであり、コンドームのような遮断法の代替になりうると、WHOが主張していることである。

性感染によって引き起こされた感染症流行の歴史において、禁欲という方針に効果がないことは、少なくとも二つの理由によって証明されている。（a）性行為を自制しているとされる人びとの実際の行動についての研究はこれまで行われていない。（b）性的にアクティブな人びとにとって、禁欲の勧告に従うことは難しい[30]。妊娠出産年齢の女性を守るための方法を拡充させようとしている国々は、ＩＵＤやホルモン注射、コンドームのような遮断法等の選択肢を含む、長期的な家族計画の方法を増やさなければならない。さらに、禁欲をコンドームの代わりとすることの最大の問題は、何を自制すればいいのかが明確ではないことである。性交のみなのか？　オーラル・セックスも含まれるのか？　精液中にウイルスが検出されたので、ジカは性感染する可能性がある。実際に、オーラル・セックスによる感染も一件報告されている[31]。米国の疾病予防管理センターによると、ジカを保有する男性は、コンドームなしのヴァギナ、アナル、オーラル・セックス、あるいは性玩具を共有することにより、性的パートナーにウイルスを感染させうる[32]。ジカウイルスに感染した女性が、男性あるいは女性のパートナーに疾病を感染させうるのかということについては知られていない[33]。

ブラジルにおいては、数理モデリングを専門とするサンパウロ大学の研究者たちが、二〇一六年のオリンピック・パラリンピック大会時のブラジルで旅行者がジカに感染し、自国に持ちかえるリスクはほぼなきに等しく、十万人の訪問者のうち三件ほどだと発表した。論文によると、「感染する可能性があるのはおよそ十五人」であり「うち十件は無症状、症状を示すのは五件」だという[34]。これら科学者はグローバルな健康への脅威は低いと感じていて、スポーツの祭典の延期を求めた人びとをからかうにいたった。「もしあなたが妊娠もしておらず、ジカが怖いからということを理由にリオデジャネイロのオリンピックに行くのをやめるというのなら、もっとましな理由があるだろう。実際、理由は山ほどある」[35]。二〇一六年七月、リオデジャネイロ州で先天性ジカ症候群が確認されたケースは、北東部以外で一番多かった。WHOが注意喚起を通告した二月には二件だったのが、七月九日には八十七件にまで跳ね上がっていた[36]。くわえてリオは、国内でジカ熱の症例がもっとも多かった州であり、四万三五一六件が公認されている[37]。

しかし、サンパウロ大学の研究者の数理モデルは、ジカウイルス感染ルートの特異性を覆い隠してしまう。妊娠した女性の男性パートナーが、ジカがはびこる国へ旅行し、病気を国にもちかえれば、自分のパートナーを感染させ、そこからウイルスは胎児にうつされうる。リスクを計算するうえで、ブラジル人数理学者たちは、妊婦への性感染とその結果としての母子感染の実際の確率を考慮することはできなかった。科学はまだこの情報を手にしてすらしなかったからである。米国疾病予防管理センターによる二〇一六年六月のガイドラインは、ジカが蔓延する地域に旅行したパートナーを持つ妊婦は、パートナーの帰国後少なくとも六カ月は、安全なセックスをするか、性行為を自制するように勧告していた[38]。

オリンピックとパラリンピックがブラジルで開催されることで、ジカウイルス流行の世界的中心地へ人びとが足を運ぶことになる。それが安全であると考えられたのは、女性たちについてではなく蚊についてのみ語っていたからだ。ここに本当の脅威がある。専門家が憂慮していたように世界的なジカ流行の脅威があるとしても、この脅威はあらゆる国籍、性別、年齢層の人びとのあいだに等しく降りかかるものではない。ジカがグローバルに歩を進めるにつれて、妊娠は世界中の女性にとって苦悩のときとなるだろう――ブラジル北東部の女性にとって今そうであるように。

原註

第1章　語られたこと

（1）　正式名称は先天性ジカ症候群で、小頭症は先天性ジカ症候群の複数の徴候や症状の一つである（BRITO, 2015; CHAN et al., 2016; COSTA et al., 2016; MIRANDA-FILHO et al., 2016）。しかし、WHOや女性たちは現在も「小頭症」という言葉を使っている。

（2）　DINIZ, 2016.

（3）　DINIZ, 2016.

（4）　「国際的に懸念される公衆衛生上の緊急事態」はWHOによって宣言されるものである。世界的な危険となりうる状況が確認された場合、当該国は二十四時間以内にWHOの担当部局（National Focal Point）に通告する義務がある。二〇一五年十一月十一日、保健省は国家非常事態を宣言し、同年十一月二十九日には世界保健機関に国際的に懸念される緊急事態として通告した。パンアメリカン保健機関の流行警報が二〇一五年十二月一日に発表されたのに対し、WHOマーガレット・チャン事務局長が国際的緊急事態を宣言するまで、ブラジルの通告から二カ月かかった。

（5）　「例外的な出来事」という用語は、トーマス・クーンの『科学革命の構造』に着想を得ており、確立された科学実践すなわち「通常科学」を覆すものを指している。クーンによると、通常科学とは、過去における複数の科学的成果を確固たる基盤とした研究である。ここでいう成果とは、特定の科学コミュニティが、当面の間は、将来的な実践の基盤を提供するものと合意した成果である。

（6）　BRAGA; VALLE, 2007.

（7）　DUFFY et al., 2009.

（8）　GUILLAIN; BARRÉ; STROHL, 1916. この名称は疾病を特定した医師たちの名前（Ｇ・ギランとＪ・Ａ・バレー）に由来する。

（9）　DICK, 1952.

（10）　ＰｕｂＭｅｄは二五〇〇万以上の参考資料が検索できる生物医学や保健分野の無料検索サイトである。米国の国立生物工学情報センター（ＮＣＢＩ）が運営している。

（11）　国際的に主要な医学誌は、感染症流行に関する情報をいち早く伝えるために迅速な査読を行ったほか、無料でアクセスできるようにした。これは、ＷＨＯの要請にもとづくもので、二〇一五年九月、生物医学分野の主要学術誌（*British Medical Journal, Nature Journals, The New England Journal of Medicine, PloS Journals* など）は、公衆衛生の緊急事態時にはデータの共有こそが重要だとして、この取り決めに同意した（WORLD HEALTH ORGANIZATION 2015）。このように科学的な対話の門戸が開かれてはいたものの、ブラジルにおいて研究成果はまずメディアに伝えられ、科学的な場での発表は数カ月後となった。これは、言語の障壁や、調査にかかわった医師が研究者としてよりも臨床医として感染症に向き合っていたことによる。

（12）　VICTORA et al., 2016.

（13）　ARAÚJO et al., 2016.

（14）　GRENS, 2016, VEJA, 2016. 疫学における因果関係とは、病気を引き起こす条件、出来事、要因を指す。偽の相関関係、または生態学的誤謬とは、二つの事象が同時に起こるものの、それぞれが関連していない状況のことである。

（15）　REINACH, 2016a, 2016b, 2016c.

（16） REINACH, 2016a, 2016b, 2016c.

（17） ZERO HORA, 3 mar. 2016. 正確さや敏感さは疫学にとっては重要であるし、ブラジルの小頭症流行に関する論争でも中心議題であった。流行初期の二〇一五年十一月、頭囲三十三センチは新生児の正常の大きさと認識されており、これ以下であれば小頭症の疑いがあるケースとして報告された。測定は産後すぐに分娩室で巻き尺を使って実施された。正確さを重視する人びとは、正常な頭囲のサイズを下げることで過度な報告を減らすことができると主張した。しかし、むしろ神経質になることも重要だとする人びとにとっては、正常な頭囲の数値は変更されるべきではなかった。たとえ誤りがあったとしても、正常でない可能性がある新生児をすぐに報告するほうが、実際に神経性症候群である場合すぐに対処できるからである。正確性を求める主張のほうが強かったため、ブラジルにおいて報告すべき頭囲のサイズは何度か変更された（VICTORA et al., 2016）。

（18） LATIN AMERICAN COLLABORATIVE STUDY OF CONGENITAL MALFORMATION, 2015.

（19） MINISTÉRIO DA SAÚDE, 2015a. 一九九〇年代に設立されたＳＩＳＮＡＣ（新生児情報システム）は、新生児の先天性異常を記録している。ジカウイルスの流行に伴う小頭症症例の登録件数が増加したことにより、保健省は「小頭症にかかわる公衆衛生事例登録」のオンライン書式を作成した。二〇一五年二月七日に「ジカウイルス感染による小頭症の動向調査及び応答プロトコル」にて、ガイドラインとともに最初の書式が発表された（MINISTÉRIO DA SAÚDE. Secretaria de Vigilância em Saúde, 2015a）。

（20） 二〇一六年二月、「ジカウイルスによる急性疾患」が疾病および公衆衛生に深刻な影響を及ぼすものとして国家報告義務リストに加えられた。妊婦の感染事例も特記している（MINISTÉRIO DE SAÚDE, 2016a）。二〇一一年一月二十五日発令の省令一〇四条は、国際保健規則（IHR 2005）にもとづいており、そこでは「国家的に懸念される公衆衛生上の緊急事態」を以下のように定義している。「複数の州や連邦区に疾病が流行する可能性があるもので［……］リスク評価ののちに、性質や起源にかかわらず、他の疾病や公衆衛生上の事象に優先して報告する必要があり、全国的に早急な対応を必要とししうる事象である」（MINISTÉRIO DE SAÚDE, 2011）。二〇一五年十一月八日には、小頭症や中枢神経系の変化を報告するための専用の書式が発表された（http://bvsms.saude.gov.br/bvs/saudelegis/gm/2011/prt0104_25_01_2011.html）。流行初期までは、新生児の頭囲はＷＨＯの乳幼児発育曲線にそって測定されていた。

（21）アルボウイルスは生態学用語で、節足動物（昆虫、クモ形網動物など）によって媒介されるウイルスを指す。

（22）YUKI; HARTUNG, 2012.

（23）HAYES, 2009.

（24）MLAKAR et al., 2016.

（25）MELO et al., 2016.

（26）CAMPOS; BANDEIRA; SARDI, 2015; FARIA et al., 2016; ZANLUCA et al., 2015.

（27）ケブラントに関しては、このグループ内で以下のように説明された。「それは邪視 *mau-olhado*（悪い視線）、*olho gordo*（太った目）、呪術。でも、子どもを攻撃するときは、ケブラントと呼ぶ」（ワッツアップの書き起こし）。ケブラントの呪いに打ち勝ち、それを倒して飼いならすためには、九人の治療師のところへ行く必要があるという。

（28）PAN AMERICAN HEALTH ORGANIZATION, 2016a.

（29）SENRA, 2016.

（30）PAN AMERICAN HEALTH ORGANIZATION, 2016c.

（31）PAN AMERICAN HEALTH ORGANIZATION, 2016c, p. 5.

第2章　ジカ、陽性

（1）ヴァア・アウトリガー・カヌーレースはポリネシアで始まった。ロドリゴ・デ・フレイタス湖で行われたリオデジェネイロの大会では、十八か国から二〇〇〇人の選手が参加した。

（2）系統発生学的なリネージとは、特定の形態学的・生理学的な類似性を有し、同じ種の別のリネージとの差異を示す有機体のグループである。

（3）FAYE et al., 2014.

（4）ブラジルでのワールドカップにアジアから出場したのは、オーストラリア、韓国、イラン、日本のみだった（FIFAによる「アジア」の分類による）。

(5) FARIA et al., 2016, p. 347.

(6) FARIA et al., 2016, p. 347.

(7) WHO SCIENTIFIC GROUP, 1985.

(8) CENTERS FOR DISEASE CONTROL AND PREVENTION, e.d.; GUBLER, 2002.

(9) LOPES; NOZAWA; LINHARES, 2014.

(10) CASSEB et al., 2013.

(11) ZANLUCA; SANTOS, 2016.

(12) CASSEB et al., 2013.

(13) DICK, KITCHEN, HADDOW 1952; DICK 1952.

(14) 同じ研究者グループは、ネズミ、ウサギ、モルモットについても類似した研究を行った（DICK 1952）。

(15) これらのデータは、二〇一七年二月二日のＷＨＯ「ジカ熱状況報告」による。そこでは各国で蔓延しているウイルスのリネージについては特定されていない（WORLD HEALTH ORGANIZATION 2017）。二〇一五年以降、五十九の国がジカの感染を報告しているという事実は、ブラジルで検出されたのと同じアジア系統のウイルスだったことを示唆しうるが、このことを確認するための確かな方法はない。

(16) Lyle R. Petersen らは、医学的文献では十三のケースが記載されていると述べており（PETERSEN et al., 2016）、Mark Duffy らは十四だとしている（DUFFY et al., 2009）。流行の可能性を有した疾病にとって、このような数値の差異はとるに足らないものである。

(17) GRARD et al., 2014.

(18) DUFFY et al., 2009.

(19) DURAND et al., 2005; SAVAGE et al., 1998.

(20) LANCIOTTI et al., 2008.

(21) JOUANNIC et al., 2016.

(22) CAO-LORMEAU et al., 2016; IOOS et al., 2014. ＷＨＯによると、ギラン・バレー症候群は、人の免疫システ

ムが末梢神経を攻撃するまれな症状である。あらゆる年齢が罹患しうるが、成人男性においてより一般的である。もっとも深刻なケースでも、ほとんどの人は完治する（WORLD HEALTH ORGANIZATION, 2016 b）。

（23） CAO-LORMEAU et al., 2016; CAUCHEMEZ et al., 2016. フランス領ポリネシアとブラジルは、ジカと小頭症が関連している可能性について、実質的に同時に、疫学的警報を発令した。フランス領ポリネシアによる疫学週第四十八週（二〇一五年十一月二十三から二十九日）の動向調査報告は、「脳の先天性異常とジカウイルスの関連可能性」（フランス語）という題目で本件に言及している。二〇一四年のアジアにおけるジカ流行後には、十八件の先天的な脳異常が報告された。「あらゆる曝露の可能性が調査されているが、ジカウイルス感染の仮説がもっとも信頼できそうだ」、と報告書は述べている。二〇一五年十一月二十四日、フランス領ポリネシアは胎児の形成異常の増加について通知している（POLYNÉSIE FRANÇAISE, 2015）。

（24） VOGEL, 2016a.

（25） BRASIL. Ministério da Saúde. Secretaria de Vigilância em Saúde, 2014. 二〇一四年九月、保健省はチクングニア熱の国内感染（autochthonous transmission）に関する最初の公式報告を発表したが、ニュース・メディアでは同年七月からウイルス由来の病気について報道されていた。例えばリオデジャネイロのケースがある（G1 RIO 2014）。

（26） BRAGA; VALLE, 2007.

（27） FULLERTON; DICKIN; SCHUSTER-WALLACE, 2014.

（28） HONORIO et al., 2015; TEIXEIRA et al., 2015.

（29） LENHARO, 2014.

（30） JOFFE, 1986.

（31） BECKER, 2016.

（32） SANTOS, 2015, p. 19.

（33） PETERSEN et al., 2016.

（34） INSTITUTO EVANDRO CHAGAS, n.d.

（35） RODRIGUES, 2015.

(36) MANSON, 2014, p. 159.

(37) ブラジルで用いられた検査技術は、広く認められた技術科学における従来の方法である。RT－PCRすなわち逆転写ポリメラーゼ連鎖反応によって、研究者は微量のDNAを何百万倍にも増幅し、特定のウイルスを検出することができる（CAMPOS; BANDEIRA; SARDI, 2015; FARIA et al., 2016; ZANLUCA et al., 2015）。

(38) クラウジア研究員が最初に使ったのは、フラビウイルスのための一般的なプライマーであり、これはエヴァンドロ・シァガス研究所が用いたのと同じ方法であった。第二ラウンドの試験では、ジカ用のDNA塩基配列決定プライマーを用いた。ウイルス学者である彼女の研究によると、ブラジルで流行していたゲノムはアジア系統であった。

(39) ZANLUCA et al., 2015.

(40) A TARDE, 2015.

(41) MELO, 2015.

(42) KNIPE; HOWLEY, 2001.

(43) CAMPOS et al., 2016.

(44) アントニオ医師は欧州臨床微生物感染症学会（The European Congress of Clinical Microbiology and Infectious Diseases, ECCMID）に参加していた。

(45) アリアンサとは、サルヴァドールにある私立アリアンサ病院のことで、アントニオ医師は二〇一五年一月当時この病院に勤務していた。ジカウイルスが検出されたサンプルはすべてカマサリのものだった。

(46) G1 BAHIA, 2015. この発見は、実質的には、世界的注目は集めなかった。ジカと胎児の小頭症との関係に指摘されてはじめて、国際的なメディアはこのトピックをニュースに組み込むようになった。

(47) BALM et al., 2012; CAMPOS et al., 2015.

(48) USP SALA DE IMPRENSA, 2016.

(49) GERMANO, 2015.

(50) COSTA JUNIOR, 2015.

（51） TV NBR, 2015. シオロ大臣は数値を間違っていた。陽性を示した四つのカマサリからのサンプルは、エヴァンドロ・シァガス研究所によって検査されたものだった。バイアの研究所は八件においてジカウイルスを同定したものの、鑑定基準によって七件のみが立証された。

（52） BAHIA, 2015.

（53） WORLD HEALTH ORGANIZATION, 2015.

（54） ZANLUCA et al., 2015.

（55） 『新興感染症』誌が「最初の検出（first detection）」という表現を題目で使用している論文を最後に出版したのは二〇〇二年である。科学的にいうと厳密に同じではないものの、同義語と考えられる「発見（discovery）」や「新規の（novel）」という用語は、現在も使われている。

第3章 流行初期の女性たち

（1） 報道はしばしばソフィア・テッツァを「スロベニアの女性」と誤って伝えている。

（2） MLAKAR et al., 2016.

（3） COGHLAN, 2016; VOGEL, 2016b.

（4） FORMENTI, 2015 a; LEITE, 2015.

（5） JORNAL DO COMMERCIO, 2015.

（6） G1 PARAÍBA, 2015.

（7） ドキュメンタリー映画『ジカ熱』においては、パライバ州のカリリ地方出身の五人の女性の物語を描いている。この映画は、ジェシカの話で幕を閉じる（DINIZ, 2016）。

（8） MELO et al, 2016.

（9） これは彼女たちの本名である。私はほとんど全員にインタビューをしたり、撮影を行ったり、パライバ州カンピナ・グランデのペドロ一世病院での理学療法セッションのあいだに多くの時間を過ごしたりした。二〇一六年二月以降、継続的に多くのメッセージがやりとりされているワッツアップの母親グループにおいては、全員を日常的にフォローしている。

第4章　小頭症――ウイルスの足あと

(1) COELHO, 2015.
(2) FEANCO, 2015.
(3) GUILLAN, G.; BARRÉ, J. A. ; STROHL, 1916.
(4) YUKI; HARTUNG, 2012.
(5) YUKI; HARTUNG, 2012.
(6) OEHLER, et al., 2014.
(7) IOOS et al., 2014, p. 306.
(8) FRANK; FABER; STAEK, 2016.
(9) BONITA; BEAGLEHOLE; KJELLSTROM, 2010.
(10) WORLD HEALTH ORGANIZATION, 2016b.
(11) WORLD HEALTH ORGANIZATION, 2016c.
(12) WORLD HEALTH ORGANIZATION, 2016a; WORLD HEALTH ORGANIZATION 2016e.
(13) PAN AMERICAN HEALTH ORGANIZATION, 2015.
(14) PERNAMBUCO. Secretaria de Saúde. Secretaria Executiva de Vigilância em Saúde, 2015a.
(15) PERNAMBUCO, 2015b.
(16) COSTA, 2015.
(17) MINISTÉRIO DA SAÚDE, 2015.
(18) ペルナンブコ州の「小頭症に関する臨床および疫学的プロトコル」は二〇一五年十一月十一日に発表された。そこでは、小頭症の流行を発表するにいたったのは、二十九センチもしくはそれ以下の頭囲の小頭症のケースが複数あったためと明記されている（SECRETARIA DE SAÚDE. Secretaria Executiva de Vigilância em Saúde, 2015c)。

(19)　ジカ流行前のブラジルでは、小頭症を報告するための測定基準はなかったが、三十三センチは正常な頭囲とされていた。二〇一五年十二月八日、保健省は「ジカウイルス感染による小頭症の発生に関する動向監視報告プロトコル」において頭囲を三十三センチから三十二センチに変更した（MINISTÉRIO DA SAÚDE, 2015b）。二〇一六年一月二十一日、パンアメリカン保健機関が女子は三十一・六センチ、男子は三十二センチとすることを提案したことを受け（PAN AMERICAN HEALTH ORGANIZATION, 2016b）、保健省は二〇一六年三月十日に、「小頭症および中枢神経疾患の発生に関する動向監視報告プロトコル」を発表して基準値を再度変更し、女子は三十一・五センチ、男子は三十一・九センチとした（MINISTÉRIO DA SAÚDE, 2016b）。つまり、流行当初の二〇一五年十月は新生児の頭囲は重要視されていなかったが、二〇一六年三月には状況は変わっている。小頭症と通告するための頭囲は、女子で一・五センチ、男子で一・一センチ、引き下げられた。

(20)　クレベル医師にメールを送信した二〇一五年九月二十四日、ソフィア・テッツァはブラジルの科学ブログ *Divulga Ciência* にコメントを残している。ジカウイルスに関するクラウジア研究員の発表に関する記事「国内でのジカウイルスの感染に関する初の解説は病気の感染拡大に警戒を呼びかける」へのコメントであった。クレベル医師へのメールの本文と同じ内容とみられる。十一月十八日、ブログから以下の返信をしている。「ソフィアさま。ペルナンブコ州で多くの小頭症の赤ちゃんが生まれていることをご存知でしょうか。もっとも可能性のある仮説は、母親たちが妊娠中にジカウイルスに感染したというもので、まさにあなたに起こったことと同じです」（BARATA, 2015）。

(21)　近年の調査では、先天性ジカウイルス症候群の新生児のなかには、母親が妊娠期にジカに感染したと推測されるものの、発疹や皮膚のかゆみなどのはっきりした症状がなかったケースもある（FRANÇA et al., 2016）。

(22)　JORNAL DO COMMERCIO, November 13, 2015.

(23)　JORNAL DO COMMERCIO, October 27, 2015.

(24)　BRITO, 2015: MIRANDA-FILHO et al. 2016. 先天性ジカウイルス症候群と診断された新生児のなかでも頭囲が正常なケースもある。つまり、小頭症のみが症候群の症状ではない。

(25)　このときの成果はのちに発表されている（ARAGAO et al., 2016）。

（26） COSTA, 2015.

（27） MINISTÉRIO DA SAÚDE, 2015c.

（28） パライバ州の報道は十一月前半から始まった。当時の報道は、ペルナンブコ州と比較すると症例が非常に少ないために、まだ深刻な雰囲気ではなかった。あるニュースサイトの見出しには、「ペルナンブコ州では緊急事態となっており、パライバ州でも小頭症事例がある」（PB Agora, 2015/11/11）と書かれている。記事で引用されているのは、ブリット医師やクレベル医師、保健省など、パライバ州の外部の声であった。

（29） PERNAMBUCO. Secretaria de Saúde. Secretaria Exectiva de Vigilância em Saúde, 2015c.

（30） PERNAMBUCO. Secretaria de Saúde. Secretaria Exectiva de Vigilância em Saúde, 2015c.

（31） ヤップ島のジカ熱流行に関するマーク・ダッフィー医師の研究には、妊婦のジカ感染については言及されていなかった。当時は、妊婦へのジカウイルスの影響も、妊娠期のジカ感染の症状も、何も知られていなかった。臨床でのデータにもとづいたブラジルでの研究によって、妊婦のあいだの発症数が予想とは異なっていたことがわかった。その後、仏領ポリネシアでの二度目の世界的流行での母子感染のデータは、ブラジルでの流行時のデータと同時期に検証されていった。

（32） CALVET et al. 2016, MLAKAR et al., 2016.

（33） アドリアナ医師と共同研究者たちは二〇一六年一月、『産婦人科超音波（*Ultrasound in Obstetric & Gynecology*）』に「医師アラート（physician alert）」を発表し、二つの症例と羊水からジカウイルス検出を報告している。これは、ジカウイルスの母子感染の初の公式発表である（MELO et al., 2016）。

（34） JORNAL DA CORREIO, 2015.

（35） 筆者のサーベイによると、アドリアナ医師は一〇〇〇回近く調査研究で引用されている。すべて、彼女がジカの研究をはじめてからのことである。

（36） XAVIER, 2015.

（37） IOC/ FIOCRUZ, 2015.

（38） FORMENTI, 2015c.

（39）　LÖWY 2016a, 2016b.

（40）　妊娠中の女性からその胎児に感染する確率に関する研究はまだ初期の段階にある。

（41）　G1 BRASÍLIA, 2015.

（42）　MINISTÉRIO DA SAÚDE, 2015b.

（43）　G1 BRASÍLIA, 2015.

（44）　この新生児の短い命に関する情報は、「小頭症および中枢神経疾患の発生に関する動向監視報告プロトコル」に記載されている（MINISTÉRIO DA SAÚDE, Secretaria de Vigilância em Saúde 2016）。

（45）　二〇一五年十二月十八日の文書で、エヴァンドロ・シァガス研究所は、ジカウイルスによる三件の死亡例に言及している。マラニャン州の成人男性、パラー州の若者、セアラ州の生後五分間生存した新生児である。しかしながら、保健省によって感染症との因果関係が発表された十二月二十八日、研究所は新生児の例にしか言及していない（INSTITUTO EVANDRO CHAGAS 18 dez. 2015）。

（46）　AZEVEDO, 2015.

（47）　PAN AMERICAN HEALTH ORGANIZATION, 2015.

（48）　パンアメリカン保健機関の文書では、セアラ州の新生児の死産児の例がパラー州の事例として誤って書かれている。

（49）　ブラジルでは、四十歳の女性の少なくとも五人に一人は中絶を経験している（DINIZ; MADEIROS, 2010）。この多くは、すでに子どもがいるごくふつうの女性たちで、薬を用いて中絶する。

（50）　罹患率（ある一定の人口内のウイルスの感染者数）やジカ熱にかかって症状が出る割合に関する参考研究として、すぐにヤップ島の事例が用いられ、そこから症状が出るのは五人に一人にすぎないだろうと推定された（DUFFY et al., 2009）。ジカウイルス流行時、ヤップ島の人口は七三九一人であった。ペルナンブコ州の流行時の人口は九〇〇〇万人以上で、州都レシフェだけでも一五〇〇万人がいた。ヤップ島の人口は、ペルナンブコ州奥地の州でもっとも小さい町インガゼイラと同程度である。マーク・ダッフィー医師の研究は、流行時のジカウイルスの動きに関する絶対的な真実であるかのようにブラジルに伝えられた。ヤップ島での発病率は一〇〇〇人あたり一四・六人と推定されており、症状がでるのは約二〇%である。ブラジルではいずれの数値もわかっていない。

(51) ジオバンニ・フランサらによる最新の研究では、先天性ジカウイルス症候群の疑いがある新生児一五〇一例のデータが分析されている。フランサは全症例を精査し、妊娠期間中に発疹症状がある場合、胎児の神経系に悪影響がでる確率を七一・一%とした。複数の症状のうちどの症状が神経系への悪影響を及ぼすかを特定することは、感染症流行の事例の報告や精査の方針を定めるために不可欠である。ブラジルのガイドラインは発疹症状の報告に重きを置いているが、フランサらはこれを見直す必要があるとしている。ブラジルのガイドラインは発疹症状のは、軽いジカにかかった女性が報告しなかった場合や、多くの女性が単に医療機関にかからないことが考えられる(FRANÇA et al., 2016)。さらに、アドリアナ医師の知見によると、別のことも起きている。女性たちは、ジカを示唆する症状を拒否しているかもしれないというのだ。すなわち、先天性ジカウイルス症候群の新生児の診断を的確に行うためには、疫学者は状況に配慮した形で質問しなければならない。

(52) WHOがジカと小頭症やギラン・バレー症候群の因果関係を発表したのは、二〇一六年四月になってからである。

(53) JORNAL DA CORREIO, 2015.

第6章 北東部のその後

(1) この翌週、パライバ州では報告された新生児の集中度が最高値を示した(BRASIL. MINISTÉRIO DA SAÚDE. Centro de Operações de Emergências em Saúde Pública sobre Microcefalias, 2015a)。

(2) BRASIL. Ministério da Saúde. Centro de Operações de Emergências em Saúde Pública sobre Microcefalias, 2015a.

(3) FRANÇA et al., 2016.

(4) GOODMAN; SAVARESE, 2016.

(5) DINIZ; BRITO, 2016.

(6) RESK, 2016.

(7) 小頭症の流行の原因については、二組の無根拠とされる噂があったが、いずれも真剣な調査の対象とはならなかった。一つめはＭＭＲ（麻疹・おたふく風邪・風疹）のワクチンが関連している可能性であり、二つめは幼虫駆除剤についてである。黄熱病ワクチンと小頭症の流行の関係についての研究が近年発表されたが、二〇一六年七月の時点で、いまだ探究中の段階である（CANVALCANTI et al., 2016）。

（8）　この会話はワッツアップのメッセージを逐語的に文字起こししたものである。

（9）　ブラジルの大陸の大きさと気候変動の影響という観点から、感染のリスクはピークの数カ月のみであるという主張は激しい批判にさらされた。年間を通して考えるほうがより正確であろう（FULLERTON; DICKIN; SCHUSTER-WALLANCE, 2014）。

（10）　セルソ医師は、北東部における三大感染症の流行後に起きたチクングニア熱の蔓延に対して、臨床医が考案した治療について教えてくれた。彼によると、医師が処方しているとはいえども、これらの治療には「超自然的な、非合理的な科学」の要素がある。「Meloxicam 7.5 mg + Tramadol 40 mg + Cimetidine 200 mg + Hydrochlorothiazide 25 mg、就寝時にタブレット一錠」。まともな医師の目には、これはある種の妖術に見える。関節炎のための抗炎症薬、鎮痛剤、腹痛のための薬、通常血圧をコントロールするために使われる利尿剤が混ぜられているからだ。

（11）　二〇一四年から二〇一五年へのパーセンテージの増加はブラジル保健省の数値から計算した（BRASIL. MINISTÉRIO DA SAÚDE, 2015b; BRASIL. MINISTÉRIO DA SAÚDE, 2015c）。

（12）　「確定したケース」とは、ジカウイルスが実際に新生児から検出されたものであり、ほぼ確定したケースは画像所見により診断されたものである（FRANÇA et al., 2016）。

（13）　BRASIL. MINISTÉRIO DA SAÚDE, 2016c.

（14）　「正しいやり方」という表現は、科学振興のための〔専門家としての〕ピア同士のコミュニケーションの根本的な重要性に異議を唱えるものではない。私の所見は感染症の文脈に付随するものであり、ブラジル北東部は科学における周縁性が極めて高いという事実にもとづいている。

（15）　FORMENTI, 2015b.

（16）　DALTON, 2016.

（17）　G1 GLOBO, 2016b; CANCIAN, 2016b.

(18) G1 SÃO PAULO, 2016.
(19) G1 GLOBO, 2016a; VILLELA, 2016.
(20) BORGES, 2016.
(21) COSTA, 2016; RODRIGUES, 2016b.
(22) ジカ流行の第三章において、女性が政治的関心の中心に置かれることは考えにくい。モラリティの領域では、意外な、しかし歓迎すべき前進が見られた。ローマ法王フランシスコが「妊娠を避けることは絶対悪ではない」(A GENDA EFE, 2016) と述べたのだ。さらには、ブラジルにおける妊娠出産年齢の女性にとってジカ流行が示したリスクについて、ローマ法王は、いわゆる自然なメソッドにくわえて、人工的な避妊の使用が適切だと認めた。

第7章　世界の女性たちへ

(1) WORLD HEALTH ORGANIZATION, 2016e. エヴァンドロ・シァガス研究所のヴァスコンセロス所長は、WHO緊急委員会における唯一のブラジル人委員である。二〇一六年一月二十九日にアメリカ疾病予防管理センターの出版物である『週刊疾病率死亡率報告 (*Morbidity and Mortality Weekly Report*)』に発表されたLavinis Schuler-Faccini らによる論文が、WHOの通告の背景として重要な研究だとされている。この論文では、Schuler-Faccini が三十五名の小頭症の新生児のデータを分析している (SCHULER-FACCINI et al., 2016)。
(2) WORLD HEALTH ORGANIZATION, 2016e.
(3) WORLD HEALTH ORGANIZATION, 2009.
(4) WORLD HEALTH ORGANIZATION, 2014a.
(5) WORLD HEALTH ORGANIZATION, 2014b.
(6) HAYDEN, 2016.
(7) CALVET et al., 2016; FRANÇA et al., 2016., MELO et al., 2016; MILAKAR et al., 2016; RASMUSSEN et al., 2016; SCHULER-FACCINI et al., 2016. 二〇一六年十一月十八日、WHOは「ジカウイルスとその影響は、ひきつづき公衆衛生における重要な課題であり綿密な対応が求められるが、もはやIHR〔国際保健規則〕が定義するPHEIC

ではない」と発表した（WORLD HEALTH ORGANIZATION, 2016g）。

（8）　ATKINSON et al., 2016; D'ORTENZIO et al., 2016; DECKARD et al., 2016; FOY et al., 2011; TURMEL et al., 2016; MANSUY et al., 2016; MUSSO et al., 2015b.

（9）　MARANO et al., 2016; MUSSO et al., 2016.

（10）　WORLD HEALTH ORGANIZATION, 2016a.

（11）　BESNARD et al., 2014; DUPONT-ROUZEYROL et al., 2016.

（12）　WORLD HEALTH ORGANIZATION, 2016a.

（13）　二つの根本的な問いがある。ウイルスは単独で作用するのか、あるいは別の病原体との結合によるのか。そして形成異常誘発効果は女性の病歴に依拠するのか（たとえば血液中にデングの抗体を持っているのかどうか）、というものだ。

（14）　ブラジルの国境をやすやすと超えて流行が拡大するという恐怖は、徐々に国際的な報道にも忍び込んでいったが、これが世界的な脅威なのだという概念が強固に形作られたのは、リオデジャネイロでのオリンピックが近づいてからだった（BAJAJ, 2016; SALZBERG, 2016; GRAIL, 2016; BUCCI, 2016; PREIDT, 2016; WILLETS, 2016; ASSAM, 2016; SANTORA, 2016; SINGER, 2016; El Zika..., 2016）。

（15）　二〇一五年現在、ネッタイシマカは一〇〇以上の、ヒトスジシマカは八十以上の国に広まっている（KRAEMER et al., 2015）。

（16）　WORLD HEALTH ORGANIZATION, 2017.

（17）　CENTERS FOR DISEASE CONTROL AND PREVENTION, 2016b.

（18）　G1 SÃO PAULO, 2016.

（19）　WORLD HEALTH ORGANIZATION, 2017.

（20）　WORLD HEALTH ORGANIZATION, 2017.

（21）　二〇一六年五月二十日におけるダカールパスツール研究所の発表によると、当時カボベルデに広まっていたジカウイルスのシークエンシングは、ブラジルと同様アジア系統のものであり、おそらくはブラジル由来のものであった。WHOのアフリカ地域ダイレクターは、この発見についての危惧を表明した。「この発見は、流行が南米を超えて広がっており、アフリカにも侵入しようとしていることを示すものであり、憂慮すべきことである」。二〇一六年五月八日までに、カボベルデにおいて八〇〇〇以上のジカウイルス感染症のケースが疑われており、三件の先天性ジカ症候群が報告されている（WORLD HEALTH ORGANIZATION, 2016b）。現在の仮説の一つは、アジア系統は胎児への母子感染に関連づけられ、アフリカ系統は関連づけられないというものである（ZHU et al., 2016）。

（22） GIL, 2016. 二〇一六年、コロンビアの国立保健研究所の研究は、ジカウイルスに感染した一八五〇人の妊婦を検査していた。二〇一六年四月、同集団において四人の子どもにおいて先天性症候群がみつかったが、さらなるケースについては調査中である（PACHECO et al., 2016）。妊娠した女性へのリスクを正しく測定するためには、ジカに罹ったあとに中絶した女性の数を知る必要がある。

（23） コロンビアの中絶規制は、ラテンアメリカ内でもっとも厳しいものの一つである。しかし、二〇〇六年に憲法裁判所は以下の状況における中絶を認めた。女性の健康や生命へのリスク、生存が危ぶまれるほどの胎児の先天性異常、レイプ、女性の合意なしでの生殖技術の使用（COLOMBIA, 2006）。

（24） FORMENTI, 2016.

（25） GONZÁLEZ-VÉLEZ, 2016.

（26） MCNEIL JR, 2016.

（27） WORLD HEALTH ORGANIZATION, 2017.

（28） WORLD HEALTH ORGANIZATION, 2016d.

（29） WORLD HEALTH ORGANIZATION, 2016f. 二〇一六年五月十二日に発表された文書の第一版において、WHOは、観光客がブラジルの貧困地域や人口過密地域を訪れないように勧告していた。

（30） DAILARD, 2003.

（31） WORLD HEALTH ORGANIZATION, 2016c.

（32） CENTERS FOR DISEASE CONTROL AND PREVENTION, 2016c.

（33） WORLD HEALTH ORGANIZATION, 2016c.

（34） 医学誌『ランセット（*The Lancet*）』に掲載された「通信」記事において、著者はブラジルの観光客のあいだでの感染のリスクは三〜五十九件だと述べていた（MASSAD, 2016）。

（35） TOLEDO, 2016.

（36） BRASIL. Ministério da Saúde. Centro de Operações de Emergências em Saúde Pública sobre Microcefalias, 2016b.

（37） BRASIL. Ministério da Saúde. Secretaria de Vigilâncias em Saúde, 2016b.

（38） CENTERS FOR DISEASE CONTROL AND PREVENTION, 2016a; WORLD HEALTH ORGANIZATION, 2016c.

訳註

第1章　語られたこと

（一）　小頭症は、「先天性ジカウイルス症候群」の特徴の一つである。具体的には、「①頭蓋骨形成不全を伴う重度の小頭症、②大脳皮質菲薄化と皮質下石灰化、③黄斑部瘢痕、網膜色素斑点、④先天性関節拘縮、⑤出生早期の筋緊張亢進、錐体外路症状」という五つの特徴を有する先天性ジカウイルス感染症が、先天性ジカウイルス症候群と呼ばれる（西條二〇一九：六一‐六二、西條政幸編二〇一九『グローバル時代のウイルス感染症』日本医事新報社）。

（二）　ブラジルでエスピリティスモ（*espiritismo*）と呼ばれる心霊主義。なかでも十九世紀のフランス人アラン・カルデックの思想にもとづくカルデシズムが大きな影響力を持っており、中産階級以上に信者が多い。教義には、輪廻転生、慈善活動による霊的進化、カルマなどの特徴がある。なお、エスピリティスモはブラジルでは多数派ではなく、人口の八割以上がカトリックかプロテスタントを信仰している。

（三）　早期療育は、子どもの神経運動発達に遅れがでないよう、また遅れを最小限に抑えることを目的に行われるトレーニングや教育である。

（四）　ラテンアメリカに広くみられる文化結合症候群／民俗病の一つで、ブラジルでは主に北部北東部で知られている。

第2章　ジカ、陽性

（一）　病いを患った信者が、治癒を願って、または治癒したことの感謝を込めて教会に贈る奉納物。ポルトガル語では *ex-votos* と呼ばれる。例えば、右足が治癒した場合、右足のマネキンを奉納する。有名なバイア州のボンフィン教会の一室では、天井や壁のいたるところに身体の部位が吊り下げられている。

（二）　実験施設は、建物の設計、設備、機器などを考慮して、バイオセーフティレベル一から四までのいずれかに分類される。取り扱われる病原体のリスク群分類とは相関するものの、必ずしも一致しない（北村敬、小松俊彦監修二〇〇四『実験室バイオセーフティ指針（WHO第三版）』バイオメディカルサイエンス研究会）。

参照文献

＊英語版に依拠し、書籍、映画、科学雑誌論文、新聞・雑誌・ブログ記事、政府文書、ＣＤＣ・ＰＡＨＯ・ＷＨＯの項目ごとに整理している。

書籍

BONITA, R.; R. Beaglehole; and T. Kjellstrom. *Epidemiologia básica*. 2nd ed. São Paulo: Santos, 2010, http://apps.who.int/iris/bitstream/10665/43541/5/9788572888394_por.pdf (accessed July 4, 2016).

FULLERTON, Laura M.; S.K. Dickin; and C.J. Schuster-Wallace. *Mapping Global Vulnerability to Dengue Using the Water Associated Disease Index*. Hamilton, ON: United Nations University, 2014.

KNIPE, David M.; P.M. Howley, eds. *Fields Virology*. 4th ed. Philadelphia, PA: Lippincott Williams & Wilkins, 2001.

KUHN, Thomas S. *The Structure of Scientific Revolutions*. 50th anniversary ed. Chicago, IL: University of Chicago Press, 2012. (KUHN, Thomas S. *À estrutura das revoluções científicas*. 5th ed. São Paulo: Perspectiva, 1998.)（クーン、トーマス『科学革命の構造』みすず書房、一九七一年）

MANSON, Patrick. *Manson's Tropical Diseases*, ed. J. Farrar, P.J. Hotez, T. Junghanns, G. Kang, D. Lalloo, and N. White, 23rd ed. Saunders Elsevier, 2014.

SANTOS, Milton. *Por uma outra globalização: do pensamento único à consciência universal*. 15th ed. Rio de Janeiro: Record, 2015.

映画

DINIZ, Debora. *Zika*. São Paulo: Itinerante Filmes, 2016, https://www.youtube.com/watch?v=m8tOpS515dA (accessed September 13, 2019)

JOFFÉ, Roland. *The Mission*. Produced by Fernando Ghia and David Puttnm. United Kingdom: Warner Bros, 1986.

科学雑誌論文

ARAGAO, M. de F. Vasco; V. Van der Linden; A. Mertens Brainer-Lima; R. Ramos Coeli; M.A. Rocha; P. Sobral da Silva; and M.D. Costa Gomes de Carvalho et al. Clinical features and neuroimaging (CT and MRI) findings in presumed Zika virus related congenital infection and microcephaly: retrospective case series study. *The BMJ*, pp. 1-10, 2016.

ARAÚJO, J. Sousa Soares de; C. Teixeira Regis; R.G. Silva Gomes; T. Ribeiro Tavares; C. Rocha dos Santos; P. Melo Assunção; and R.V. Nóbrega et al. Microcephaly in northeast Brazil: a review of 16 208 births between 2012 and 2015. *Bulletin of the World Health Organization*. February 4, 2016.

ATKINSON, Barry; P. Hearn; B. Afrough; S. Lumley; D. Carter; E.J. Aarons; and A.J. Simpson et al. Detection of Zika virus in semen. *Emerging Infectious Diseases*, v. 22, no. 5, p. 940, 2016.

BALM, Michelle N.D.; C. Kiat Lee; H. Kai Lee; L. Chiu; E.S.C. Koay; and J.W. Tang. A diagnostic polymerase chain reaction assay for Zika virus. *Journal of Medical Virology*, v. 84, no. 9, pp. 1501-1505, 2012.

BECKER, Rachel. Missing link: animal models to study whether Zika causes birth defects. *Nature Medicine*, v. 22, no. 3, pp.225-227, 2016.

BESNARD, M.; S. Lastère; A. Teissier; V.M. Cao-Lormeau; and D. Musso. Evidence of perinatal transmission of Zika virus, French Polynesia, December 2013 and February 2014. *Eurosurveillance*, v. 19, no. 13, pp. 8-11, 2014.

BRAGA, Ima Aparecida and D. Valle. Aedes aegypti: histórico do controle no Brasil. *Epidemiologia e Serviços de Saúde*, v. 16, no. 2, pp. 13-18, 2007.

BRITO, Carlos. Zika virus: a new chapter in the history of medicine. *Acta Médica Portuguesa*, v. 28, no. 6, pp. 679-680, 2015.

CALVET, G.; R.S. Aguiar; A.S.O. Melo; S.A. Sampaio; I. de Filippis; A. Fabri; and E.S.M. Araujo et al. Detection and sequencing of Zika virus from amniotic fluid of fetuses with microcephaly in Brazil: a case study. *Lancet Infectious Diseases*, pp. 1-8, 2016.

CAMPOS, Gúbio S.; A.C. Bandeira; and S.I. Sardi. Zika virus outbreak, Bahia, Brazil. *Emerging Infectious Diseases*, v. 21, no. 10, pp. 1885-1886, 2015.

CAMPOS, Gúbio S.; S.I. Sardi; M. Sarno; and C. Brites. Zika virus infection, a new public health challenge. *Brazilian Journal of Infectious Diseases*, v.20, no. 3, pp. 227-228, 2016.

CAO-LORMEAU, V.M.; A. Blake; S. Mons; S. Lastère; C. Roche; J. Vanhomwegen; and T. Dub et al. Guillain-Barré Syndrome outbreak caused by Zika virus infection in French Polynesia: a case-control study. *The Lancet*, v. 387, pp. 1531-1539, 2016.

CASSEB, Alexandre do Rosário; L.M. Neves Casseb; S.P da Silva; and P.F. da Costa Vasconcelos. Arbovírus: importante zoonose na Amazônia brasileira. *Veterinária e Zootecnia*, v. 20, no. 3, pp. 9-21, 2013.

CAUCHEMEZ, Simon; M. Besnard; P. Bompard; T. Dub; P. Guillemette-Artur; D. Eyrolle-Guignot; and H. Salje et al. Association between Zika virus and microcephaly in French Polynesia, 201315: a retrospective study. *The Lancet*, pp. 1-8, 2016.

CAVALCANTI, Luciano Pamplona de Góes; P.L. Tauil; C.H. Alencar; W. Oliveira; M.M. Teixeira; and J. Heukelbach. Zika virus infection, associated microcephaly, and low yellow fever vaccination coverage in Brazil: is there any causal link? *The Journal of Infection in Developing Countries*, v. 10, no. 6, pp. 563-566, 2016.

CHAN, Jasper EW; G.K.Y. Choi; C.C.Y. Yip; V.G.C. Cheng; and K.-Y. Yuen. Zika fever and congenital Zika syndrome: an unexpected emerging arboviral disease. *Journal of Infection*, v. 72, no. 5, pp. 507-524, 2016.

COSTA, Federico; M. Sarno; R. Khouri; B. de Paulo Freitas; I. Siqueira; G.S. Ribeiro; and H.C. Ribeiro et al. Emergence of congenital Zika syndrome: viewpoint from the front lines. *Annals of Internal Medicine*, pp. 1-4, 2016.

D'ORTENZIO, Eric; S. Matheron; X. de Lamballerie; B. Hubert; G. Piorkowski; M. Maquart; and D. Descamps et al. Evidence of sexual transmission of Zika virus. *The New England Journal of Medicine*, pp. 1-3, 2016.

DAILARD, Cynthia. Understanding "abstinence": implications for individuals, programs and policies. *The Guttmacher Report on Public Policy*, v. 6, no. 5, pp. 4-6, 2003.

DECKARD, D. Trew; W.M. Chung; J.T. Brooks; J.C. Smith; S. Woldai; M. Hennessey; N. Kwit; and P. Mead. Male-to-male sexual transmission of Zika virus — Texas, January 2016. *MMWR. Morbidity and Mortality Weekly Report*, v. 65, no. 14, pp. 372-374, 2016.

DICK, G.W.A. Zika virus (II). Pathogenicity and physical properties. *Transactions of the Royal Society of Tropical Medicine and Hygiene*, v.46, no. 5, pp. 521-534, 1952.

DICK, G.W.A.; S.F. Kitchen; and A.J. Haddow. Zika virus (I). Isolations and serological specificity. *Transactions of the Royal Society of Tropical Medicine and Hygiene*, v. 46, no. 5, pp. 509-520, 1952.

DINIZ, Debora. Zika virus and women. *Cadernos de Saúde Pública*, v. 32, no. 5, pp. 1-4, 2016.

DINIZ, Debora and Luciana Brito. Epidemia provocada pelo vírus Zika: informação e conhecimento. *Reciis. Revista Eletrônica de Comunicação, Informação, Inovação e Saúde*, v. 10, no. 2, pp. 1-5, 2016.

DINIZ, Debora and Marcelo Medeiros. Aborto no Brasil: uma pesquisa domiciliar com técnica de urna. *Ciência & Saúde Coletiva*, v. 15, no. 1, pp. 959-966, 2010.

DUFFY, Mark R.; Tai-Ho Chen; W. Thane Hancock; A.M. Powers; J.L. Kool; R.S. Lanciotti; and M. Pretrick et al. Zika virus outbreak on Yap Island, Federated States of Micronesia. *The New England Journal of Medicine*, v. 360, no. 24, pp. 2536-2543, 2009.

DUPONT-ROUZEYROL, Myrielle; A. Biron; O. O'Connor; E. Huguon; and E. Descloux. Infectious Zika viral particles in breast milk. *The Lancet*, p.1, 2016.

DURAND, Mark A.; M. Bel; I. Ruwey; and V. Ngaden. An outbreak of dengue fever in Yap State. *Pacific Health Dialog*, v. 12, no. 2, pp. 99-102, 2005.

FARIA, Nuno Rodrigues; R. do S. da Silva Azevedo; M.U.G. Kraemer; R. Souza; M. Sequetin Cunha; S.C. Hill; and J. Thézé et al. Zika virus in the Americas: early epidemiological and genetic findings. *Science*, v.352, no. 6283, pp. 345-349, 2016.

FAYE, Oumar; C.C.M. Freire; A. Iamarino; O. Faye; J. Velasco; C. de Oliveira; and M. Diallo et al. Molecular evolution of Zika virus during its emergence in the 20th century. *PLoS Neglected Tropical Diseases*, v.8, no. 1, p. 36, 2014.

FOY, Brian D.; K.C. Kobylinski; J.L. Chilson Foy; B.J. Blitvich; A. Travassos da Rosa; A.D. Haddow; R.S. Lanciotti; and R.B. Tesh. Probable non-vector-borne transmission of Zika virus, Colorado, USA. *Emerging Infectious Diseases*, v. 17, no. 5, pp. 880-882, 2011.

FRANÇA, Giovanny V.A.; L. Schuler-Faccini; W.K. Oliveira; C.M.P. Henriques; E.H. Carmo; V.D. Pedi; and M.L. Nunes et al. Congenital Zika virus syndrome in Brazil: a case series of the first 1501 live births with complete investigation. *The Lancet*, pp. 1-7, 2016.

FRANK, Christina; M. Faber; and K. Stark. Causal or not: applying the Bradford Hill aspects of evidence to the association between Zika virus and microcephaly. *EMBO Molecular Medicine*, pp. 1-3, 2016.

GONZÁLEZ VÉLEZ, Ana Cristina. Comentario sobre el artículo de Baum et al. *Cadernos de Saúde Pública*, Rio de Janeiro, v. 32, no. 5, pp. 1-2, 2016.

GRARD, Gilda; M. Caron; I. M. Mombo; D. Nkoghe; S. Mboui Ondo; D. Jiolle; and D. Fontenille et al. Zika virus in Gabon (Central Africa)- 2007: a new threat from Aedes albopictus? *PLoS Neglected Tropical Diseases*, v. 8, no. 2, pp. 1-6, 2014.

GRENS, Kerry. Brazil's pre-Zika microcephaly cases. *The Scientist*, February 10, 2016.

GUBLER, Duane J. The global emergence/resurgence of arboviral diseases as public health problems. *Archives of Medical Research*, v. 33, no. 4, pp. 330-342, 2002.

GUILLAIN, G.; J.A. Barré; and A. Strohl. Sur un syndrome de radiculonévrite aves hyperalbuminose du liquide céphalo-rachidien sans réaction cellulaire. Remarques sur les caractéres cliniques et graphiques des réflexes tendineux. *Bulletins et mémoires de la Société des Médecins des Hôpitaux de Paris*, Paris, v. 40, pp. 462-470, 1916.

HAYDEN, Erika Check. Spectre of Ebola haunts Zika response. *Nature*, v. 531, p. 19, 2016.

HAYES, Edward B. Zika virus outside Africa. *Emerging Infectious Diseases*, v. 15, no. 9, pp. 1347-1350, 2009.

HONÓRIO, Nildimar Alves; D. Cardoso Portela Câmara; G. Amaral Calvet; and P. Brasil. Chikungunya: an arbovirus infection in the process of establishment and expansion in Brazil. *Cadernos de Saúde Pública*, v.31, no. 5, pp. 906-908, 2015.

IOOS; H.-P. Mallet; I.L. Goffart; V. Gauthiera; T. Cardosoa; and M. Herida. Current Zika virus epidemiology and recent epidemics. *Medecine et Maladies Infectieuses*, v. 44, no. 7, pp. 302-307, 2014.

JOUANNIC, Jean-Marie; S. Friszer; I. Leparc-Goffart; C. Garel; and D. Eyrolle-Guignot. Zika virus infection in French Polynesia. *The Lancet*, pp. 1-2, 2016.

KRAEMER, Moritz U.G.; M.E. Sinka; K.A. Duda; A. Mylne; F.M. Shearer; O.J. Brady; and J.P. Messina et al. The global compendium of Aedes aegypti and Aedes albopictus occurrence. *Science Data*, v. 2, no. 150035, 2015.

LANCIOTTI, Robert S.; O.L. Kosoy; J.J. Laven; J.O. Velez; A.J. Lambert; AJ. Johnson; S.M. Stanfield; and M.R. Duffy. Genetic and serologic properties of Zika virus associated with an epidemic, Yap State, Micronesia, 2007. *Emerging Infectious Diseases*, v. 14, no. 8, pp. 1232-1239, 2008.

LATIN AMERICAN COLLABORATIVE STUDY OF CONGENITAL MALFORMATIONS. *ECLAMC Final Document*. 2015, www.nature.com/polopoly_fs/7.33594!/file/NS-724-2015_ECLAMC-ZIKA VIRUS_V-FINAL_012516.pdf?mbid=synd_msnnews (accessed June 29, 2016).

LOPES, Nayara; C. Nozawa; and R.E.C. Linhares. Características gerais e epidemiologia dos arbovírus emergentes no Brasil. *Revista Pan-Amazônica de Saúde*, v. 5, no. 3, pp. 55-64, 2014.

LÖWY, Ilana. Zika and microcephaly: can we learn from history? *Physis: Revista de Saúde Coletiva*, v. 26, no. 1, pp. 1-11, 2016a.

LÖWY, Ilana. Zika virus and rubella: similarities and differences. *História Ciências Saúde - Manguinhos*, 2016b, www.revistahcsm.coc.fiocruz.br/english/zika-virus-an-rubella-similarities-and-differences (accessed July 4, 2016).

MANSUY, Jean Michel; M. Dutertre; C. Mengelle; C. Fourcade; B. Marchou; P. Delobel; J. Izopet; and G. Martin-Blondel. Zika virus: high infectious viral load in semen, a new sexually transmitted pathogen? *The Lancet Infectious Diseases*, v. 16, p. 405, 2016.

MARANO, Giuseppe; S. Pupella; S. Vaglio; G.M. Liumbruno; and G. Grazzini. Zika virus and the never-ending story of emerging pathogens and transfusion medicine. *Blood Transfusion*, v. 14, pp. 95-100, 2016.

MASSAD, Eduardo; F.A. Bezerra Coutinho; and A. Wilder-Smith. Is Zika a substantial risk for visitors to the Rio de Janeiro Olympic Games? *The Lancet*, v. 388, no. 10039, p. 25, 2016.

MELO, Adriana Suely de Oliveira; G. Malinger, R. Ximenes; P.O. Szejnfeld; S. Alves Sampaio; and A.M. Bispo de Filippis. Zika virus intrauterine infection causes fetal brain abnormality and microcephaly: tip of the iceberg? *Ultrasound in Obstetrics and Gynecology*, v. 47, pp. 6-7, 2016.

MIRANDA-FILHO, Demócrito de Barros; C.M. Turchi Martelli; R. Arraes de Alencar Ximenes; T. Velho Barreto Araújo; M.A.W. Rocha; R. Coeli Ferreira Ramos; and R. Dhalia et al. Initial description of the presumed congenital Zika syndrome. *American Journal of Public Health*, v. 106, no. 4, pp. 598-600, 2016.

MLAKAR, Jernej; M. Korva; N. Tul; M. Popović; M. Poljšak -Prijatelj; J. Mraz; and M. Kolenc et al. Zika virus associated with microcephaly. *The New England Journal of Medicine*, pp. 1-8, 2016.

MUSSO, Didier; T. Nhan; E. Robin; C. Roche; D. Bierlaire; K. Zisou; and A. Shan Yan et al. Potential for Zika virus transmission through blood transfusion demonstrated during an outbreak in French Polynesia, November 2013 to February 2014. *Eurosurveillance*, v. 19, no. 14, pp. 1-3, 2014.

MUSSO, Didier; C. Roche; T. Nhan; E. Robin; A. Teissier;and V.M. Cao-Lormeau. Detection of Zika virus in saliva. *Journal of Clinical Virology: the official publication of the Pan American Society for Clinical Virology*, v. 68, pp. 53-55, 2015a.

MUSSO, Didier; C. Roche; E. Robin; T. Nhan; A. Teissier; and V.M. Cao-Lormeau. Potential sexual transmission of Zika virus. *Emerging Infectious Diseases*, v. 21, no. 2, pp. 359-361, 2015b.

OEHLER, E.; L. Watrin; P. Larre; I. Leparc-Goffart; S. Lastere; F. Valour; and L. Baudouin et al. Zika virus infection complicated by Guillain-Barré syndrome — case report, French Polynesia, December 2013. *Euro Surveillance: bulletin Européen sur les maladies transmissibles = Euro bulletin*, v. 19, no. 9, pp. 1-2.

PACHECO, Oscar; M. Beltrán; C.A. Nelson; D. Valencia; N. Tolosa; S.L. Farr; and A. V. Padilla et al. Zika virus disease in Colombia: preliminary report. *The New England Journal of Medicine*, pp. 1-10, 2016.

PETERSEN, Lyle R.; D.J. Jamieson; A.M. Powers; and M.A. Honein. Zika virus. *The New England Journal of Medicine*, v. 374, pp. 1552-1563, 2016.

PLOTKIN, Stanley. The history of rubella and rubella vaccination leading to elimination. *Clinical Infectious Diseases*, v. 43, no. 3, November 1, 2006.

POLYNÉSIE FRANÇAISE. Direction de la Santé: Centre d'hygiène et de Salubrité Publique de la Direction de la Santé. Surveillance et veille sanitaire en Polynésie française: données du 23 au 29 novembre 2015 (Semaine 48). *Bulletin de Surveillance Sanitaire*, pp. 1-4, 2015.

PREIDT, Robert. Zika threat calls for extra mosquito protection this summer. *Medline Plus*, June 2, 2016, www.nlm.nih.gov/medlineplus/news/fullstory_159168.html (accessed July 5, 2016).

RASMUSSEN, Sonja A.; D.J. Jamieson; M.A. Honein; and L.R. Petersen. Zika virus and birth defects: reviewing the evidence for causality. *The New England Journal of Medicine*, pp. 1-7, 2016.

RODRIGUES, Laura C. Microcephaly and Zika virus infection. *The Lancet*, pp. 1-2, 2016.

SAVAGE, H.M.; C.L. Fritz; D. Rutstein; A. Yolwa; V. Vorndam; and D.J. Gubler. Epidemic of Dengue-4 virus in Yap State, Federated States of Micronesia, and implication of Aedes hensilli as an epidemic vector. *The American Journal of Tropical Medicine and Hygiene*, v. 58, no. 4, pp. 519-524, 1998, www.ajtmh.org/content/s8/4/519.long (accessed June 29, 2016).

SCHULER-FACCINI, Lavinia; EM. Ribeiro; I.M.L. Feitosa; D.D.G. Horovitz; D.P. Cavalcanti; A. Pessoa; and M.J.R. Doriqui et al. Possible association between Zika virus infection and microcephaly: Brazil, 2015. *MMWR. Morbidity and Mortality Weekly Report*, v. 65, no. 3, pp. 59-62, 2016.

TEIXEIRA, Maria G.; A.M.S. Andrade; M.C.N. Costa; J.S.M.. Castro; F.L.S. Oliveira; C.S.B. Goes; and M. Maia et al. East/Central/South African genotype Chikungunya Virus, Brazil, 2014. *Emerging Infectious Diseases*, v. 21, no. 5, pp. 906-908, 2015.

TURMEL, Jean Marie; P. Abgueguen; Y.M. Vandamme; B. Hubert; M Maquart; H. Le Guillou-Guillemette; and I. Leparc-Goflart Late sexual transmission of Zika virus related to persistence in the semen. *The Lancet*, v. 387, p. 2501, 2016.

VICTORA, Cesar Gomes; L. Schuler-Faccini; A. Matijasevich; E. Ribeiro; A. Pessoa; and F. Celso Barros. Microcephaly in Brazil: how to interpret reported numbers? *The Lancet*, v. 387, no. 10019, pp. 621-624, 2016.

VOGEL, Gretchen. Don't blame sports for Zika's spread. *Science*, v. 351, no. 6280, pp- 1377-1378, 2016a.

VOGEL, Gretchen. Zika virus discovered in infant brains bolsters link to microcephaly. *Science*, February II, 2016b, www.sciencemag.org/news/2016/02/zika-virus-discovered-infant-brains-bolsters-linkmicrocephaly (accessed June 29, 2016).

YUKI, Nobuhiro and H.-P. Hartung. Guillain-Barré Syndrome. *The New England Journal of Medicine*, v. 366, no. 24, pp. 2294-2304, 2012.

ZANLUCA, Camila and C.N. Duarte dos Santos. Zika virus: an overview. *Microbes and Infection*, pp. 1-7, 2016.

ZANLUCA, Camila; V. Campos Andrade de Melo; A.L. Pamplona Mosimann; G.I. Viana dos Santos; C.N. Duarte dos Santos; and K. Luz. First report of autochthonous transmission of Zika virus in Brazil. *Memórias do Instituto Oswaldo Cruz*, v. 110, no. 4, pp. 569-572, 2015.

ZHU, Zheng; J. Fuk-Woo Chan; Kah-Meng Tee; G. Kwan-Yue Choi; S. Kar-Pui Lau; P. Chiu-Yat Woo; H. Tse; and Kwok-Yung Yuen. Comparative genomic analysis of pre-epidemic and epidemic Zika virus strains for virological factors potentially associated with the rapidly expanding epidemic. *Emerging Microbes & Infections*, v. 5, no. e22, pp. 1-11, July 7, 2016.

新聞・雑誌・ブログ記事

AZEVEDO, Ana Lucia. "Estamos com os pés e mãos atados," diz médico sobre Zika. *O Globo*, Rio de Janeiro, December 5, 2015.

AGENDA EFE. Papa diz que uso de anticoncepcionais é "mal menor" diante do surto de zika, February 18, 2016.

A TARDE. Doença misteriosa em Camaçari pode ser roséola ou parvovírus. Salvador, March 25, 2015.

BAJAJ, Vikas. How Zika became a global threat. *The New York Times*, June 13, 2016.

BARATA, Germana. Primeira descrição do zika vírus transmitido no país alerta para crescimento da doença. *Divulga Ciência*, June 19, 2015.

BORGES, Taiana. Pesquisadores criam biolarvicida que elimina as larvas do Aedes Aegypti. *EBC Rádios*, Brasília, June 16, 2016.

BUCCI, Steven. It's time for the world to take the Zika threat seriously. *The Daily Signal*, June 9, 2016.

CANCIAN. Natália. Anvisa dará aval temporário a pesquisas com aedes transgênico. Folha de S. Paulo, April 12, 2016.

COELHO, Danilo. Suspeita de Zika no estado. Especialista acredita que a causa das lotações nas emergências seja o vírus. Folha de Pernambuco, Recife, May 6, 2015.

COGHLAN, Andy. Whole Zika genome recovered from brain of baby with microcephaly. *New Scientist*, February 10, 2016.

COSTA, Camilla. Gêmeo com irmão saudável foi "paciente zero" em epidemia de microcefalia, diz médica. *BBC Brasil*, December 4, 2015.

COSTA, Catarina. Pesquisa descobre planta típica do PI capaz de combater o Aedes aegypti. *G1 Piauí*, February 15, 2016.

COSTA JUNIOR, Jairo. Diagnósticos de casos de Zika na Bahia podem estar errados. *Correio da Bahia*, May 8, 2015.

DALTON, Juan José. Zika vírus faz El Salvador recomendar que mulheres evitem gravidez até 2018. *El País*, January 27, 2016.

EL ZIKA ¿Una amenaza global? *Eitb.eus*, April 15, 2016, www.eitb.eus/es/radio/radio-euskadi/programas/la-mecanica-del-caracol/detalle/3988648/el-zika-una-amenaza-global/ (accessed July 5, 2016).

FORMENTI, Ligia. Conversa entre médicas provocou alerta sobre microcefalia. *O Estado de S. Paulo*, São Paulo, November 12, 2015a.

FORMENTI, Ligia. "Sexo é para amadores, gravidez é para profissionais," diz ministro da Saúde. *O Estado de S. Paulo*, November 18, 2015b.

FORMENTI, Ligia. Governo confirma zika em dois casos de microcefalia. *O Estado de S. Paulo*, São Paulo, November 17, 2015c.

FORMENTI, Ligia. Vice-ministro de Saúde da Colômbia: "Brasil não registrava microcefalia." *O Estado de S. Paulo*, São Paulo, March 7, 2016.

FRANCO, Marcella. Síndrome paralisante faz quarta vítima no Brasil. *R7 Notícias*, São Paulo, July 25, 2015.

G1 Bahia, GLOBO. Identificado vírus causador de doença misteriosa em Salvador E RMS. Salvador, April 29, 2015.

G1 Brasília, GLOBO. Ministério da Saúde confirma relação entre microcefalia e o vírus da Zika. Brasília, November 28, 2015.

G1, GLOBO. Agência da ONU propõe esterilizar Aedes aegypti com radiação. February 2, 2016a.

G1, GLOBO. Estudo propõe edição genética para eliminar fêmeas de Aedes aegypti. February 18, 2016b.

G1 Paraíba, GLOBO. Exames confirman infecção por Zika vírus em dois casos de microcefalia. November 17, 2015.

G1 Rio, GLOBO. Dois casos de febre Chikungunya são confirmados no Rio de Janeiro. Rio de Janeiro, July 7, 2014.

G1 São Paulo, GLOBO. Uruguai registra 1° caso de vírus zika; vírus teria sido contraído no Brasil. April 6, 2016.

G1 São Paulo, GLOBO, Bactéria diminui capacidade de Aedes transmitir o vírus da zika, May 4, 2016.

G1 São Paulo, GLOBO. Governo declara emêrgencia em saúde por casos de microcefalia. São Paulo, November 11, 2015.

GERMANO, Felipe. 10 heróis que marcaram 2015. *Superinteressante*, São Paulo, December 20, 2015.

GIL, Felipe Salazar. Esperamos 300 casos de microcefalia asociados a zika este ano. *El País*, June 23, 2016.

GOODMAN, Joshua and M. Savarese. Zika: Brasil lucha contra falta de recursos e inoperancia. *Associated Press*, March 18, 2016.

GRAIL, Ann. Zika virus: emerging threat catches the world unprepared. *Thomson Reuters*, [2016].

JORNAL DA CORREIO. Esclarecimentos sobre microcefalia e Zika vírus: entrevista com Dra. Adriana Melo. February 19, 2016.

JORNAL DO COMMERCIO. CREMEPE cria câmara sobre microcefalia. Recife, October 27, 2015.

JORNAL DO COMMERCIO. Microcefalia: Pernambuco sensibiliza especialistas de outros estados a ficarem atentos à malformação. Recife, November 13, 2015.

JORNAL HOJE. Primeiro caso suspeito de ebola no Brasil é registrado no sul do país. October 10, 2014.

KASSAM, Ashifa. Zika virus makes Rio Olympics a threat in Brazil and abroad, health expert says. *The Guardian*, May 12, 2016.

LEITE, Cynthia. Força-tarefa investiga microcefalia em Pernambuco. *Jornal do Commercio*, Recife, October 24, 2015.

LENHARO, Mariana. Febre Chikungunya tem sinais que lembram dengue; conheça a doença. *G1 São Paulo*, São Paulo, July 8, 2014.

MCNEIL JR., Donald G. Sex may spread Zika virus more often than researchers suspected. *The New York Times*, July 2, 2016.

MELO, Ruan. Doença sem diagnóstico assusta moradores de Camaçari: angustiante. *G1 Bahia*, Salvador, March 24, 2015.

PB AGORA. PE tem situação de emergência e PB também tem casos de microcefalia. João Pessoa, November 11, 2015.

POPE: Contraceptives could be morally permissible in avoiding spread of Zika. *The Washington Post*, February 18, 2016.

REINACH, Fernando. Microcefalia que sempre existiu. *O Estado de S. Paulo*, São Paulo, February 6, 2016a.

REINACH, Fernando. Microcefalia: Dados Sumiram. *O Estado de S. Paulo*, São Paulo, February 20, 2016b.

REINACH, Fernando. Microcefalia: falta o denominador. *O Estado de S. Paulo*, São Paulo, February 13, 2016c.

RESK, Felipe. Homens abandonam mães de bebês com microcefalia em PE. *O Estado de S. Paulo*, São Paulo, February 4, 2016.

RODRIGUES, Ana Helena. 4 motivos para não acreditar no boato que liga vacinas vencidas ao zika vírus. *Época*, December 10, 2015.

RODRIGUES, Léo. Pesquisa comprova eficácia de óleos de orégano e de cravo no combate ao Aedes. *EBC Agência Brasil*, Brasília, March 14, 2016b.

SALZBERG, Steven. The Zika virus poses a threat to everyone, especially at the Rio Olympics. *Forbes*, June 20, 2016.

SANTORA, Marc. As Zika threat grows in U.S., testing lags for a vulnerable group. *The New York Times*, June 17, 2016.

SENRA, Ricardo. Grupo prepara ação no STF por aborto em casos de microcefalia. *BBC Brasil*, January 29, 2016.

SINGER, Peter. Given the Zika threat, should the world go to Rio? *The Japan Times*, June 14, 2016.

TOLEDO, Karina. Risco de contrair Zika durante as Olimpíadas divide especialistas. *Pesquisa Fapesp*, June 1, 2016.

TV NBR. Brasileiros ocupam 100% das vagas ofertadas pelo programa Mais Médicos, May 14, 2015.

USP -SALA DE IMPRENSA. Cientista do Instituto Pasteur estão no Brasil para combater o Zika vírus. São Paulo, January 7, 2016.

VEJA. Casos de microcefalia foram subnotificados na'era pré Zika', mostram estudos. São Paulo, February 15, 2016.

VILLELA, Sumaia. Pesquisadores usam radiação para impedir reprodução do Aedes aegypti. *EBC Agência Brasil*, Brasília, February 16, 2016.

WILLETS, Melissa. It's almost mosquito season: how is the U.S. prepping for the Zika threat? *Parents*, [2016].

XAVIER, Gustavo. "Ainda choro muito, diz grávida de bebê com microcefalia na Paraíba. *G1 Paraíba*, December 11, 2015.

ZERO HORA, Brasil não registrava microcefalia, diz vice-ministro de saúde da Colômbia. March 3, 2016.

政府文書

BAHIA. Secretaria da Saúde do Estado da Bahia. *Nota técnica n. o3/2015 – DIVEP/LACEN/SUVISA/SESA*. Salvador: Secretaria da Saúde, 2015, www.saude.ba.gov.br/novoportal/images/stories/PDF/NOTATECNICA_ZIKA_DEI_18062015_%20revisada%20SUVISA%20pdf.pdf (accessed June 29, 2016).

BRASIL. Ministério da Saúde. Portaria nº 104, de 25 de janeiro de 2011.Define as terminologias adotadas em legislação nacional, conforme o disposto no Regulamento Sanitário Internacional 2005 (RSI 2005), a relação de doenças, agravos e eventos em saúde pública de notificação compulsória em todo o território nacional e estabelece fluxo, critérios, responsabilidades e atribuições aos profissionais e serviços de saúde. *Diário Oficial [da União]*, Brasilia, DF, January 26, 2011, http://bvsms.saude.gov.br/bvs/saudelegis/gm/2011/prt0104_ 25_01_2011.html (accessed July 4, 2016).

BRASIL. Ministério da Saúde. Portaria nº 1.813 de 11 de novembro de 2015. Declara Emergência em Saúde Pública de importância Nacional (ESPIN) por alteração do padrão de ocorrência de microcefalias no Brasil. *Diário Oficial [da União]*, Brasília, DF, November 12, 2015a, http://www.poderesaude.com.br/novosite/images/publicacoes_12.11.2015-II.pdf (accessed June 29, 2016).

BRASIL. Ministério da Saúde. Ministério da Saúde confirma relação entre vírus Zika e microcefalia. *Portal da Saúde*, Brasília, November 28, 2015b, http://portalsaude.saude.gov.br/index.php/cidadao/principal/agencia-saude/21014-ministerio-da-saude-confirma-relacao-entre-virus-zika-e-microcefalia (accessed June 28, 2016).

BRASIL. Ministério da Saúde. Ministério da Saúde divulga novos dados de microcefalia. *Portal da Saúde*, Brasília, December 1, 2015c, http://portalsaude.saude.gov.br/index.php/cidadao/principal/agencia-saude/21019-ministerio-da-saude-divulga-novos-dados-de-microcefalia (accessed June 28, 2016).

BRASIL. Ministério da Saúde. Portaria nº 204, de 17 de fevereiro de 2016. Define a Lista Nacional de Notificação Compulsória de doenças, agravos e eventos de saúde pública nos serviços de saúde públicos e privados em todo o território nacional, nos termos do anexo, e dá outras providências. *Diário Oficial [da União]*, Brasília, DF, February 18, 2016a, http://portalpbh.pbh.gov.br/pbh/ecp/files.do?evento=download&urlArqgPlc=portaria204-17-fevereiro-2016.pdf (accessed June 28, 2016).

BRASIL. Ministério da Saúde. *Protocolo para implantação de unidades sentinelas para Zika vírus*. Brasília: Ministério da Saúde, 2016b, http://portalsaude.saude.gov.br/images/pdf/2015/dezembro/14/Protocolo-Unidades-Sentinela-Zika-v--rus.pdf (accessed June 28, 2016).

BRASIL. Ministério da Saúde. *Zika zero*. Brasília: Ministério da Saúde, 2016c, http://189.28.128.100/dab/docs/portaldab/documentos/zica_zero.pdf (accessed July 8, 2016).

BRASIL. Ministério da Saúde. Centro de Operações de Emergências em Saúde Pública sobre Microcefalias. *Informe epidemiológico n. 01/2015, Semana Epidemiológica 46 (15 a 21/11/2015): monitoramento dos casos de microcefalia no Brasil*, 2015a, http://portalsaude.saude.gov.br/images/pdf/2015/novembro/24/COES-Microcefalias---Informe-Epidemiol--gico---SE-46---24nov2015.pdf (accessed July 4, 2016).

BRASIL. Ministério da Saúde. Centro de Operações de Emergências em Saúde Pública sobre Microcefalias. *Informe epidemiológico n. 06/2015, Semana Epidemiológica 51 (20 a 26/12/2015): monitoramento dos casos de microcefalias no Brasil*, 2015b, http://portalarquivos.saude.gov. br/images/pdf/2015/dezembro/30/COES-Microcefalias---Informe-Epidemiol--gico---SE-51---29dez2015---15h.pdf (accessed February 24, 2017).

BRASIL. Ministério da Saúde. Centro de Operações de Emergências em Saúde Pública sobre Microcefalias. *Informe epidemiológico n. 32, Semana Epidemiológica 25/2016 (19/06 a 25/06/2016): monitoramento dos casos de microcefalia no Brasil*, 2016a, http://combateaedes.saude.gov.br/images/pdf/informe_microcefalia_epidemiologico_32.pdf (accessed July 8, 2016).

BRASIL. Ministério da Saúde. Centro de Operações de Emergências em Saúde Pública sobre Microcefalias. *Informe epidemiológico no. 34, Semana Epidemiológica (SE) 27/2016 (03/07 a 09/07/2016): monitoramento dos casos de microcefalia no Brasil*, 2016b, http://combateaedes.saude.gov.br/images/pdf/informe_microcefalia_epidemiologico34.pdf (accessed July 15, 2016).

BRASIL. Ministério da Saúde. Secretaria de Vigilância em Saúde. Monitoramento dos casos de dengue Semana Epidemiológica (SE) 35 e febre de chikungunya SE 36 de 2014. *Boletim Epidemiológico*, v. 45, no. 20, pp. 1-6, 2014, http://portalsaude.saude.gov.br/images/pdf/2014/setembro/30/BE-2014-45--20----Dengue--SE35--e-CHIKV--SE36-.pdf (accessed June 29, 2016).

BRASIL. Ministério da Saúde. Secretaria de Vigilância em Saúde. *Protocolo de vigilância e resposta à ocorrência de microcefalia relacionada à infecção pelo vírus Zika*. Brasília: Ministério da Saúde, 2015, http://portalsaude.saude.gov.br/images/pdf/2015/dezembro/09/Microcefalia---Protocolo-de-vigil--ncia-e-resposta---vers--0-1----09dez2015-8h.pdf (accessed June 28, 2016).

BRASIL. Ministério da Saúde. Secretaria de Vigilância em Saúde. *Protocolo de vigilância e resposta à ocorrência de microcefalia e/ou alterações do Sistema nervoso central (SNC)*. Brasília: Ministério da Saúde, 2016a, http://portalsaude.saude.gov.br/images/pdf/2016/marco/10/microcefalia-protocolo-vigilancia-resposta-v2-10mar2016.pdf (accessed June 29, 2016).

BRASIL. Ministério da Saúde. Secretaria de Vigilância em Saúde. Monitoramento dos casos de dengue, febre de chikungunya e febre pelo vírus Zika até a Semana Epidemiológica 20, 2016. *Boletim Epidemiológico*, v. 47, no. 26, pp. 1-10, 2016b, http://combateaedes.saude.gov.br/images/boletins-epidemiologicos/2016-Dengue_Zika_Chikungunya-SE20.pdf (accessed July 15, 2016).

COLOMBIA. Corte Constitucional de Colombia. Sentencia nº C-355/06.Demandante: Mónica del Pilar Roa López e outros. Demandas de inconstitucionalidad contra los Arts. 122, 123 (parcial), 124, modificados por el Art. 14 de la Ley 890 de 2004, y 32, numeral 7, de la ley 599 de 2000 Código Penal. Relatores: Magistrados Jaime Araújo Rentería e Clara Inés Vargas Hernandez. Corte Constitucional de Colombia. Bogotá, D.C., 2006, www.corteconstitucional.gov.co/relatoria/2006/c-355-06.htm (accessed July 7, 2016).

INSTITUTO EVANDRO CHAGAS. Apresentação, [n.d.], www.iec.pa.gov.br/index.php/gcPagina/index/296?semMenu=true (accessed July 5, 2016).

INSTITUTO EVANDRO CHAGAS. IEC comprova relação do vírus Zika com a microcefalia e diagnostica os primeiros óbitos relacionados ao vírus. Instituto Evandro Chagas, December 18, 2015, www.iec.gov.br/index.php/destaque/index/762 (accessed

July 4, 2016).

INSTITUTO OSWALDO CRUZ. IOC/FIOCRUZ identifica a presença de Zika vírus em dois casos de microcefalia. *Portal Fiocruz*, November 18, 2015, http://portal.fiocruz.br/pt-br/content/iocfiocruz-identifica-presenca-de-zika-virus-em-dois-casos-de-microcefalia (accessed July 4, 2016).

PERNAMBUCO. Secretaria Estadual de Saúde. Secretaria Executiva de Vigilância em Saúde. *Nota Técnica Nº 59 de 2015. Circulação da febre Zika vírus em Pernambuco. Orientações para vigilância e para a assistência à saúde*. Recife: Secretaria de Saúde, 2015a, http://media.wix.com/ugd/3293a8 f92bc15bo6f64e26806397c579c4401b.pdf (accessed June 30, 2016).

PERNAMBUCO. Secretaria Estadual de Saúde. Secretaria Executiva de Vigilância em Saúde. PE investirá R$ 25 milhões contra Aedes aegypti. *Portal da Saúde*, Recife, November 30, 2015b, http://portal.saude.pe.gov.br/noticias/secretaria/pe-investira-r-25-milhoes-contra-aedesaegypti (accessed July 12, 2016).

PERNAMBUCO. Secretaria Estadual de Saúde. Secretaria Executiva de Vigilância em Saúde. *Protocolo clínico e epidemiológico para investigação de casos de microcefalia no estado de Pernambuco*, 2015c, http://media.wix.com/ugd/3293a8_bdbc939959174a79941f197903ad3bc9.pdf (accessed June 30, 2016).

PERNAMBUCO. Secretaria Estadual de Saúde. Secretaria Executiva de Vigilância em Saúde. *Nota Técnica SEVS/DGCDA nº 43/15*. Recife: Secretaria de Saúde, 2015d, http://media.wix.com/ugd/3293a8_9dd502333c274e359226be4cd95598b7.pdf (accessed July 4, 2016).

アメリカ疾病管理予防センター（ＣＤＣ）、パンアメリカン保健機関（ＰＡＨＯ）、世界保健機関（ＷＨＯ）

CENTERS FOR DISEASE CONTROL AND PREVENTION. *Arbovirus Catalog*, [n.d.], https://wwwn.cdc.gov/Arbocat/Default.aspx (accessed June 28, 2016).

CENTERS FOR DISEASE CONTROL AND PREVENTION. Guidelines for travelers visiting friends and family in areas with Chikungunya, Dengue, or Zika. June 16, 2016a, http://wwwnc.cdc.gov/travel/page/guidelines-vfr-chikungunya-dengue-zika (accessed July 7, 2016).

CENTERS FOR DISEASE CONTROL AND PREVENTION. All countries and territories with active Zika virus transmission. June 30, 2016b, www.cde.gov/zika/geo/active-countries.html (accessed July 7, 2016).

CENTERS FOR DISEASE CONTROL AND PREVENTION. Zika and sexual transmission. July 1, 2016c, www.cdc.gov/zika/transmission/sexualtransmission.html (accessed July 7, 2016).

PAN AMERICAN HEALTH ORGANIZATION. *Epidemiological Alert: neurological syndrome, congenital malformations, and Zika virus infection. Implications for public health in the Americas*. Washington, DC: PAHO, 2015, www.paho.org/hq/index.php?option=com_docman&task=doc_view&Itemid=270&gid=32405&lang=en (accessed June 29, 2016).

PAN AMERICAN HEALTH ORGANIZATION. *Guideline for surveillance of Zika virus disease and its complications*. Washington, DC: PAHO, 2016a, http://iris.paho.org/xmlui/bitstream/handle/123456789/28405/9789275118948_eng.pdf?sequence=1&isAllowed=y (accessed June 29, 2016)

PAN AMERICAN HEALTH ORGANIZATION. *Lineamentos preliminanes de vigilancia de microcefalia en recién nacidos en entornos con riesgo de circulación de virus Zika*. Washington, DC, 2016b, PAHO, www.paho.org/hq/index.php?option=com_docman&task=doc_view&Itemid=270&gid=32999 (accessed June 29, 2016).

PAN AMERICAN HEALTH ORGANIZATION. *Zika ethics consultation: ethics guidance on key issues raised by the outbreak*. Washington, DC: PAHO, 2016c, http://iris.paho.org/xmlui/bitstream/handle/123456789/28425/PAHOKBR16002_eng.pdf (accessed June 29, 2016).

WHO SCIENTIFIC GROUP. *Arthropod-borne and rodent-borne viral diseases*. Geneva: World Health Organization, 1985, http://apps.who.int/iris/bitstream/10665/39922/1/WHO_TRS_719.pdf (accessed June 30, 2016).

WORLD HEALTH ORGANIZATION. Swine influenza. Geneva: World Health Organization, April 25, 2009, www.who.int/mediacentre/news/statements/2009/h1n1_20090425/en/ (accessed July 7, 2016).

WORLD HEALTH ORGANIZATION. WHO statement on the meeting of the International Health Regulations Emergency Committee concerning the international spread of wild poliovirus. Geneva: World Health Organization, May 5, 2014a, www.who.int/mediacentre/news/statements/2014/polio-20140505/en/ (accessed July 7, 2016).

WORLD HEALTH ORGANIZATION. Statement on the 1st meeting of the IHR Emergency Committee on the 2014 Ebola outbreak in West Africa. Geneva: World Health Organization, August 8, 2014b, www.who.int/mediacentre/news/statements/2014/ebola-20140808/en/ (accessed July 7, 2016).

WORLD HEALTH ORGANIZATION. *Developing global norms for sharing data and results during public health emergencies*. Geneva: World Health Organization, 2015, www.who.int/medicines/ebola-treatment/data-sharing_phe/en/ (accessed June 30, 2016).

WORLD HEALTH ORGANIZATION. *Zika situation report:* Zika virus, microcephaly and Guillain-Barré syndrome. Geneva: World Health Organization, April 7, 2016a, www.who.int/emergencies/zika-virus/situation-report/7-april-2016/en/ (accessed June 29, 2016).

WORLD HEALTH ORGANIZATION. WHO confirms Zika virus strain imported from the Americas to Cabo Verde. Geneva: World Health Organization, May 20, 2016b, www.who.int/mediacentre/news/releases/2016/zika-cabo-verde/en/ (accessed July 7, 2016).

WORLD HEALTH ORGANIZATION. *Prevention of sexual transmission of Zika virus: interim guidance update*. Geneva: World Health Organization, June 7, 2016c, http://apps.who.int/iris/bitstream/10665/204421/1/WHO_ZIKV_MOC_16.1._eng.pdf (accessed July 5, 2016).

WORLD HEALTH ORGANIZATION. WHO statement on the third meeting of the International Health Regulations (2005) (IHR 2005) Emergency committee on Zika vírus and observed increase in neurological disorders and neonatal malformations. Geneva: World Health Organization, June 14, 2016d, www.who.int/mediacentre/news/statements/2016/zika-third-ec/en/ (accessed July 7, 2016).

WORLD HEALTH ORGANIZATION. WHO statement on the first meeting of the International Health Regulations (2005) (IHR 2005) Emergency Committee on Zika virus and observed increase in neurological disorders and neonatal malformations. Geneva: World Health Organization, February 1, 2016e, www.who.int/mediacentre/news/statements/2016/1st-emergency-committee-zika/en/ (accessed July 7, 2016).

WORLD HEALTH ORGANIZATION. WHO public health advice regarding the Olympics and Zika virus. Geneva: World Health Organization, May 29, 2016f, www.who.int/mediacentre/news/releases/2016/zika-health-advice-olympics/en/ (accessed July 7, 2016).

WORLD HEALTH ORGANIZATION. Fifth meeting of the Emergency Committee under the International Health Regulations (2005) regarding microcephaly, other neurological disorders and Zika virus. Geneva: World Health Organization, November 18, 2016g, www.who.int/mediacentre/news/statements/2016/zika-fifth-ec/en/ (accessed March 7, 2017).

WORLD HEALTH ORGANIZATION. *Zika situation report*: Zika virus, microcephaly and Guillain-Barré syndrome. Geneva: World Health Organization, February 2, 2017, http://apps.who.int/iris/bitstream/10665/254507/1/zikasitrep2Feb17-eng.pdf?ua=1 (accessed February 20, 2017).

日本語版へのあとがき

ポルトガル語で届いた取材依頼の差出人名は、ローマ字とカタカナで書かれていた。ブラジリアでインタビューがしたいという、毎日新聞ブラジル支局の記者からの依頼だった。私は以前に大阪の田尻町で数カ月の日本語講座を受けたものの、いまでは自分の名前や「ようこそ」を言うぐらいがやっとだったので、取材は英語で行うことになった。新聞記者はグーグル翻訳で訳したフレーズでおどけてみせ、私を和ませてくれた。私は当時、パライバ州でフィールドワーク中で、ジカウイルスに侵された子どもを抱えた女性たちを撮影していたので、翌週に会う約束をした。

WHOが、妊娠期のジカの危険に対して「国際的に懸念される公衆衛生上の緊急事態」を宣言したところだった。私は首都ブラジリアと、ジカの影響を受けた新生児が集中していたパライバ州を行き来していた。新聞記者との話は長く細部にわたるものとなった。危機にさらされている女性たち、ブラジルの政府の見解、妊娠出産期もしくは乳幼児の健康問題で優先すべき課題などに、質問が集中した。中絶は私たちの会話の中で幾度となく話題にのぼった。「女性に中絶の権利が認められていないのはなぜなのか」と、記者は日本の読者を念頭に考え続けていた。このように、ブラジルで何が起こっているのかを知ろうとしていた海外の記者たちと対話を重ねていた時期、そして多くの女性たちや医師、科学者との出会いがあった時期に、私は本書の執筆を始めた。危険にさらされているのは誰なのだろう。貧しく支援のない状態にいるブラジル人女性だけなのか、それともウイルスが国境を越えることで全世界の出産を控えた女性たちに危険が及びうるのか。

毎日新聞の記者との会話から三年が過ぎた今、本書の日本語版が出版されることとなった。要因がいまだ解明されていないまま、ブラジルは世界におけるジカの流行中心地でありつづけている。国内でジカウイルスが特定された二〇一五年ほどの流行ではないものの、二〇一八年だけでも先天性ジカウイルス症候群の疑いとして報告された新生児の数は一六五七件に上っている。決して小さい数字ではない。もっとも多かった二〇一六年の報告総数の約二五％である。つまりこれは、ブラジルに依然としてジカウイルスが存在しているというだけでなく、流行への対応策が功を奏していないということだ。ジカの危機に直面し、その悪影響を受ける女性たちの属性は流行初期から変わっていない。若く、貧しく、低学歴で、北東部という国内でもっとも弱く不安定な地域の女性たちだ。保健分野や人権関連の公共政策も変わっていない。とくに、家族計画方法に関する情報へのアクセスや、中絶の権利などのリプロダクティブ・ヘルスの分野では、この数年、何の変化もなかった。

ブラジルにおけるジカ流行を描いた本書で伏せていたのは、フェミニストとしての私の活動である。「第1章　語られたこと」では、民族誌的フィールドワークで得た情報や、インタビュー、生命倫理関連の文献、さらにはメディアの情報をどのようにつなぎ合わせていったかという、私の調査方法を書いた。私が生命倫理に関する国内外の学術会議にコミットしていたことや、フェミニストとしての社会・政治参加については、章の終わりで簡潔に触れるに留めた。つまり、本の著者とフェミニストという二つの立場を意識的に切り離して執筆した。「それについては今後、別の語り手たちが証言してくれるだろう」、と。さらに、本書の執筆と同時進行していた補償と保護を求める訴訟についても言及した。私は弁護士やジカの被害を受けた女性たちとともに訴訟にかかわっていたのだ。本書ではこの訴訟のことを念頭に「これはいまも続いており、感染症流行の物語、そしてブラジルの女性たちのリプロダクティブ・ヘルスの物語に新たな章を付け加えるだろう」と述べている。訴訟はここ三年間の私の生活のすべてを占めている。

本書のパズルのピースをさらに集めてみよう。人類学者として書いたこの物語のなかで、フェミニストとしての私の活動はどのような位置を占めるのだろうか。物語を正確に描写するために人びとやその生活を撮影して映画を作成し、女性たちが団体を結成するためにともに活動した。ジカに関する世界初の訴訟のため、ブラジルの最高裁判所へも行った。本書の原稿は、訴訟の準備期間中だった二〇一六年七月に出版社に送った。ジカの訴状は、よく知られているように、二〇一六年八月に裁判所へ提出された。残念なことに、国内でジカウイルスが静かに動いているにもかかわらず、この訴訟は審議待ちのために進捗がない。ジカをめぐる物語は、この日本語版のあとがきの時点でも「いまだ進行中の出来事」である。そしてこれは、ブラジル国内におけるジカという出来事に留まらない、フェミニストの物語である。

毎日新聞の記者やイギリスのBBCのインタビューの数日前、私たちは最高裁判所で訴訟を起こすと発表した。インタビューでは、ジカの流行は女性のリプロダクティブ・ヘルスへ影響を与えるものであり、中絶を刑罰の対象としているブラジルの法律の再検討を促すものであると説明した。一九四〇年の刑法典によれば、ブラジルでは中絶は犯罪行為である。わずか三つのケースのみ、女性は法に触れることなく中絶することができる。強姦による妊娠、母体の生命に危険があるとき、もしくは胎児が無脳症で先天性形成不全があると診断され産後の生存の見込みがない場合である。二〇一二年の最高裁の決定によって無脳症胎児の中絶が刑罰の対象外となったことは、ジカ流行に端を発したフェミニズム戦略にとって重要な前例になるだろう。

二〇〇四年、私は法律の専門家や研究者たちのグループを組織した。私たちは、無脳症胎児を妊娠した女性が刑罰の対象とならないよう、最高裁判所に許可を求めた。それによって、およそ一世紀を経てようやく、初の刑法改正が行われることとなった。無脳症は病院や医学部の外ではあまり知られていない診断であるため、診断を受けた女性は強いショックを受け、死産児の葬儀を待ちながら孤独を抱えていた。訴訟の論拠は簡潔で、誤解を恐れずに言えば、合理的なものだ。出産後に胎児が生存する可能性がないのであれば、妊婦の意思に反した妊娠継続を強制することなどできるのか。このケースは、すでに中絶が合法化されており女性たちが自身の生殖に関する決断〔リプロダクティブ・チョイス〕によって犯罪者として扱われることのない日本の読者にとって、どの程度のインパクトを持つのだろうか。ブラジルにおいては、この件の訴訟を進めるのは簡単ではなかった。最高裁判所が女性たちに利する判断を出すまで八年がかかった。その時期に私は、法律や裁判所の判断に苦しめられる女性たちを題材に本や論文を執筆した。

医師が無脳症について話すとき、脳のない胎児の超音波画像を見せる。それは、女性たちにとって辛く悲しい診断であり、子どもの未来に関する通告であった。生物医学の語り口は、ぶっきらぼうで、しかも女性たちの生活そのものには目を向けていないことに違和感があった。そこで私は、私がフェミニスト的戦略と呼ぶもののために、知識の断片をつなぎ合わせていった。民族誌的調査のために女性たちと会い、そこで知った一つ一つの物語から、訴訟のモデルケースを浮かび上がらせていった。無脳症の事例では、公立病院の超音波室から民族誌的調査が始まった。そこは女性たちが先天性形成異常の診断を受ける場所であった。最終的に、無脳症胎児を妊娠した場合の妊娠中断が最高裁判所によって認められたことで、調査は終了した。この過程は、待つことしかできない苦しみを原動力にした創作活動であり、そしてその苦しみが映画という表現方法につながっていった。

私の最初の映画は『セヴェリナ物語』であった。セヴェリナはカトリック教徒で、農業に従事する貧しい女性である。彼女は妊娠三カ月の時に胎児が無脳症であるとの診断を受けた。夫の助けのもと、セヴェリナは妊娠中断の権利と、中絶によって刑罰を受けないことを求めて裁判所へ向かうことにした。映画はセヴェリナが診断を受けるところから、生まれた息子の葬儀までの物語を追っている。中絶は、カトリックの伝統を受け継ぐブラジルをはじめとする国々で論争の的になりやすいテーマである。映画は本や論文よりも一般の人びとに届きやすいものであるから、人びとは映画を通じてこのテーマに関する訴訟の正当性を知ることとなった。セヴェリナから私が学んだのは、理論や政治をめぐる抽象的な議論には、具体的な事例が不可欠だということだ。ある主張を正しいものと理解し、さらにそれを信じるには、権利や民主主義について誰かと話すときに広い視野を持って発想することが不可欠である。セヴェリナによって、無脳症胎児を宿しながらも法によって中絶を妨げられていた女性たちが生きてきた現実を全く知らなかった人びととの想像力が広がっていった。この映画には日本語字幕もついている。日本語字幕への翻訳を通じて、本書の翻訳者の一人である奥田若菜さんと出会った。彼女はブラジルでフィールドワークを行う文化人類学者である。

無脳症の訴訟を通じて私が学んだのは、女性たちの物語が知識と実践の出会いの中心要素であるならば、人類学とフェミニズム、権利の三つがともに進展していくことが可能だということだ。〔私は人類学者であるが〕法学部の教員であるので、政策転換のツールとなる戦略的な訴訟の経験はより意味を持つものであった。もちろん、フィールドワークは継続し、数本の民族誌映画を製作している。ジカの流行拡大を受けて、女性たちとのインタビューやその内容を公表するとき、表現の方法の一つとして写真を多用した。公的な教育をあまり受けていない彼女たちも、私たちが選んだ写真を通じて、彼女たちがどのように表象されているかを理解できるからだ。無脳症の事例で行ったのとは逆に、ジカではまず民族誌映画の撮影から始め、その後、本を執筆し、訴訟へと展開していった。

日本の記者との会話があったのは、ドキュメンタリー映画『ジカ熱』の撮影のためにフィールドワークをしていた時期だった。映画では五人の女性の物語が登場している。ブラジルがまだ国内のジカウイルスを特定できていない時期、彼女たちの人生にジカの流行が立ちはだかった。そのうちの一人はジェシカ・エドゥアルド・ドス・サントスであった。ウイルスが母子感染するかを検証するために、妊娠期に羊水を科学に提供した最初の女性である。ジェシカの物語は映画と本の両方に描かれている。「私はエゴイストになりたくない」という言葉から、科学に協力することを人類への利他的行為として表現する彼女を、私たちは観て、そして聞くことができる。母としてのキリスト教的献身の表現であり、それはたとえ自身の息子には利益にならずとも、キリスト教徒として期待されている母性の表現として科学に協力することだった。日本の記者と話した二週間後にジェシカにインタビューを行った。彼女は闘う女性で、死産した息子の産着を残していた。母となるほかの女性たちにも起こりうる悲劇の思い出の品として。

執筆するために聞き取るという経験は、見せるために撮影することと同じではない。ジカに罹った女性たちとのフィールドワークの初めの頃は、この二つを同時に行っていた。早急に進めるためにまずは映画を撮ることにした。彼女たちが確かに存在するのだと伝えたかったからだ。彼女たちは母子感染を証明するための単なる「羊水」ではないし、ソフィア・テッツァ（ジカ関連で初めて死産児を研究のために提供した女性）の息子は単なる「先天的形成不全の胎児画像」でもない。ブラジル国内の貧困地域に住むふつうの女性たちの生活を苦しめる差し迫ったものについての私の証言を、観る人たちと共有したかったのだ。こうしてフィールドワークを初めて二カ月目に映画『ジカ熱』を発表し、ＹｏｕＴｕｂｅで自由に鑑賞できるようにした。

これまでの映画とは異なり、映画祭や学術イベントで評価されることは目指していなかった。緊急の証言を伝えることがこの映画の目的であり、女性たちの声に耳を傾けたい全ての人に向けたものであった。映画の終盤、何人もの女性がカメラに向かって、自身の名前と子どもの名前を言い、「私の子どもはジカです」と繰り返す。この目的は、五つの物語を例外的な事例としないことだった。ブラジル国内には数多くの事例があり、流行の報告数は絶えることがない。二〇一五年の流行開始以降、一万七〇四一件の新生児が報告され、そのうち三三三二件が確認され、その他の多くが検査中である。現在は公衆衛生上の緊急事態ではないが、妊娠期のジカのリスクは貧困女性にとって今も苦しみとして続いている。ＹｏｕＴｕｂｅに映画を配信する前に、パライバ州に戻り映画に登場する女性たちに先に観てもらった。映画を共有された物語にする必要があった。映画では私が彼女たちについて語っているが、彼女たちに最初の編集者そして評者になってほしかったのだ。上映会での最後の質問はただ一つ、「この映画はあなたたちの物語を表現できているか」だった。「できている」と彼女たちは言った。他者の語りのなかに自分たちをみたことの感動と驚きがこもっていた。

映画ではフェミニズムの主張は明示されていない。女性たちは、ブラジルや日本の都市部のようなリベラルな語りや学術的な語りを繰り返すことはない。インタビューでは誰も「中絶の権利」や「生殖の自由」については話さない。むしろ、神や運命について語り、祈り、失った子どもを思って涙を流している。彼女たちは自身の経験にもとづいて話し、彼女たちの身に偶然起きたことについて宗教的な言葉を用いて語る。一人一人の女性たちの生の語りを無視することは、彼女たちの生き方やジカ流行との戦いを踏みにじることだ。語りに両義性〔宗教的な語り口とリプロダクティブ・ヘルスの改善を求める語り口〕があるからこそ、この映画は女性のための作品であり、女性たちと、彼女たちが国内で進行中の悲劇にどのように対処しているのかに注目した物語である。映画のシナリオは出会いのなかで作られていき、その地域の特徴的な語り口・方言で語られている。女性たちの語りは決して直線的には進まない。本書においても同様の循環する語りがある。この循環的で判然としない言葉遣いが私の文体にもある。それはきっと、日本の読者を戸惑わせるだろう。できれば、民族誌の名残りと思って、または本書にフェミニズムの要素を入れないようにしたことによる語りの脆さということでご容赦頂きたい。

先述の通り、この三年間の私の生活はジカの物語とともにあった。誇張などではない。ジカの悲劇を通して、リプロダクティブ・ヘルスの保護とグローバルな公衆衛生の保護は切り離せないものだと理解した。そして、私は女性たちの孤立に寄り添い続けることを決意した。女性たちへの思いが具体化したのが最高裁判所でのジカ裁判だった。訴訟によって、民族誌が示した現実が権利を求める戦いの公的な領域へと届いた。裁判で求めていることは幅広く、映画や本書で示した女性たちの実体験にもとづいている。ブラジル国家は、妊娠期のジカ感染で生じる影響について、リプロダクティブ・ヘルスに関連する情報を発信するとともに、予防策を講じ、社会的支援を行う必要がある。訴訟では、教育機関で少女たちへ情報を提供することや、蚊除けなどの配布を求めている。また、公衆衛生分野の公共サービスにおいて長期的に効果のある最新の避妊方法を提供することや、妊娠期にジカに感染する危険により精神的苦痛がある場合の中絶の権利も求めている。数多くの要望のなかに中絶の権利が含まれていることで、大きな道徳的論争が巻き起った。

先天性ジカ症候群の子どもたちや危険にさらされている女性たちを守るための具体的な方策は、何一つブラジル国家によって実現されていないし、近年の国内政治の混乱のなかで、政治的論争を巻き起こしうるこの訴訟は忘れ去られていった。最高裁判所での訴訟によって女性たちに具体的な恩恵がなかったものの、ジカの流行と女性たちの物語は、フェミニズムの活動を新たな訴訟へと導いていった。二〇一七年三月、私が組織するグループはある政党とともに新たな訴訟を起こした。この論訴訟で求めたのは、妊娠十二週までの中絶を刑罰の対象から除外することであった。ジカはこの論拠にはなっていないが、ジカへの早急な対応の必要性が、政治の力と連携して早急に事を進める動機になっていた。訴訟では、情報へのアクセスの権利、公衆衛生の権利、苦痛を受けない権利の名のもとに中絶を刑罰の対象外とすべきだと訴えている。ブラジルでは毎年、約五〇万人の女性たちが非合法の中絶手術を受けている。その方法は決して安全ではないため、女性たちは自らの命を危険にさらしている。人権問題として女性たちのリプロダクティブ・ヘルスが早急に保護されるべきだという政治的な理解の扉を開けたのはジカの流行だということに疑いの余地はない。

訴訟の政治的なインパクトは絶大だった。「裁判所の友」を意味するアミカス・キュリエ〔裁判所に対して、当事者でない第三者が審理に有用な意見や資料を提出すること〕として、これほどまでに多くの国内外の市民団体が参加を申し出たことは、ブラジルの裁判の歴史にはなかった。通常の裁判においては異例であるが、公聴会が開かれ、裁判の予審として複数の外部の専門家の意見陳述に十一人の裁判官が耳を傾けた。ブラジルの最高裁判所で過去に公聴会が開かれたのは無脳症の裁判であり、二〇〇年のブラジル裁判の歴史のなかで初めてのことだった。政治秩序や道徳にとって、いかに中絶が論争を巻き起こすテーマであるかがうかがえる。無脳症やジカの事例のように、中絶訴訟を起こすために、実践と知識の融合を活発化させていった。『私がお話しします（*Eu vou contar*）』と題した映画を製作し、一般の女性たちに中絶の経験を話してもらい、いまは本を書いている。ただ、ここ数カ月のブラジルの政策の突然の変更とともに、この訴訟が私のプライベートな生活にこれほどまでに影響を与えるとは想像できなかった。

無脳症の訴訟と同様に、私は中絶問題の専門家として、中絶が刑罰の対象となっていることが女性の人生〔生活〕に与える影響を話すため、公聴会に招かれた。公聴会は二〇一八年八月に実施された。アルゼンチンで「緑の波」と呼ばれる、中絶の脱刑罰化を求めて何十万人もの女性や少女たちが道を埋め尽くした歴史的な出来事と同時期だった。残念なことに、私は警察の警護を受けながら公聴会に赴くことになった。二〇一八年八月から、フェミニストとしての活動や中絶政策にかかわっていることを理由に、私を殺害するという脅迫があったのだ。脅迫の標的は私だけでなく、ブラジリア大学やその学生たちにも及んだ。もし私が授業を行うのであれば、大量殺人を行うという脅迫もあった。実際に公的な場に出ると危険であると認定され、ブラジル政府の国家人権擁護プログラムの保護対象者となった。そのため、私は二〇一八年九月にブラジルをあとにして、現在は亡命状態で暮らしている。大学を休業して、活動家および文筆家のみに集中することになった。

本書のなかではジカの裁判は「進行中のエピソード」であったが、それ以降、刑罰の対象外とすることを目指す闘いは、私の研究とフェミニストとしての軌跡における終わりのない一章となった。いまも私は、イメージや語り、政治的出来事などといった本書を構成していた実践と知識を集め続けている。それらは女性たちの正義を保証する道となるだろう。以前の私の仕事の場はブラジル国内に限られていたが、いまはラテンアメリカやカリブへと出会いの場を広げている。ベネズエラは、ブラジルで「ジカ蚊の子どもたち」と呼ばれる子どもを持つ女性たちに出会った。ベネズエラの疫学動向調査のデータをもとに、WHOはベネズエラでは先天的ジカ症候群の事例はないとしている。事例が一件もないのは、事例の報告や調査が行われていないからである。ブラジルよりもさらに悪質な、女性たちの現実への沈黙があるためだ。

ジカの流行はポルトガル語版／英語版の本書の題名にあるような「グローバルな脅威」にはならず、貧しく不安定な国々、ブラジルやベネズエラの女性たちにとっての脅威になった。二〇一九年七月現在、八十七の国と地域でジカウイルスが確認されている。ヨーロッパ内での感染事例は報告されていない。だからこそ、題名の「グローバル」の意味とはなにか、考えている。ジカウイルスは「南」の世界の女性たちにとって、脅威なのだ。二〇一八年、インドは一五九件のジカ感染の事例をWHOに報告し、そのうち六十三件は妊婦だった。ジカ感染の国と地域のリストはさらに長くなりうるし、流行の中心地に関しては疫学者たちの言葉が思い起こされる。つまり、いまの疑問は、もう一度ブラジルで流行が起こるのかどうかではなく、いつ起こるのかである。さしあたり、科学的な数値や問題と同じくらい重要なのは、政策にかかわる機関に、女性たちの人生には価値があることを思い起こさせるためのフェミニズムなのである。

デボラ・ジニス

ニューヨーク、二〇一九年七月

訳者あとがき――ブラジル地域研究とフェミニスト人類学の視点から

本書は Debora Diniz, *Zika: Do Sertão Nordestino À Ameaça Global* (2016, Civilização Brasileira) の翻訳である。ブラジルの人類学者デボラ・ジニスがポルトガル語で書いた原著は、その後、英語に翻訳され二〇一七年に出版されている。本書はポルトガル語版をベースにしつつ、英語版 *Zika: From the Brazilian Backlands to Global Threat* (2017, translated by Diane Grosklaus Whitty, Zed Books) も参照している。ポルトガル語版と英語版の違いを考慮して下訳担当を決め、第1章と第4章を奥田がポルトガル語版から、その他の章を田口が英語版から翻訳したあと、もう一方の言語版で訳文を確認するというやり方を取った。

ポルトガル語版と英語版は記述が異なる箇所も多々あるため、著者の意向を確認したうえで、日本の読者に読みやすいよう変更を加えている。例えば、英語版では、感染者数や感染国などの諸データがジニスにより更新されているため、日本語版でも英語版の数値を採用した。そのほか、英語版ではブラジル人以外の読者にもわかりやすいよう説明文が適宜補足されているので日本語版でもそれらを加えている。また、ポルトガル語版では現地に詳しい人にしか伝わらない地名や歴史的な説明等があり、不要と判断した部分は削除した。本書のタイトルも著者の希望をふまえて大幅に変更している。このように、翻訳に際してはジニスに適宜、質問をし、その回答をふまえて加筆修正している。ジニスが本書を執筆していたジカ流行期から日本語版が出版されるまで、数年が経っているため、ポルトガル語版出版以降の経緯を日本語版あとがきに執筆するよう依頼し、快諾していただいた。さらには本書では、カバーや表紙や各章冒頭に、ジニスが撮影した写真が使われている。これらの写真は、日本語版のためにジニスに提供してもらった。ジニスは、北東部の女性たちとのコミュニケーション手段として映像とともに写真を重視してきた。写真によって、読者も登場人物を身近に感じることができるだろう。

翻訳にあたって、岩城知子さん（国立研究開発法人産業技術総合研究所）と石丸香苗さん（福井県立大学）から貴重なご意見をいただいた。浜田明範さん（関西大学）は訳文全体に目を通し、医療人類学的な見地からも丁寧にコメントをくださった。グスターボ・メイレレス（Gustavo Meireles）さん（神田外語大学）には、ポルトガル語の訳語や人名の表記方法などについて、ご教示いただいた。記して感謝する。また当然ながら、本書の誤訳や不備があれば、それは訳者の責任である。

ブラジリア大学法学部の准教授であるジニスは、生命倫理を専門とする人類学者である。これまで刑務所や精神病院などで調査研究を行い、製作した八本のドキュメンタリー映画や発表した研究成果により数々の賞を受賞している。一九九九年には、女性やマイノリティの人権保護を目的とした団体アニス（Anis: Instituto de Bioética/Institute for Bioethics 生命倫理のための研究所）を設立し、活動を行っている。

本書は、二〇一四年にブラジルで「謎の病い」を引き起こし、二〇一五年に原因となるウイルスが特定されたジカを追うモノグラフである。二〇一六年二月には、WHOが妊娠中のジカ感染と胎児の小頭症との関連を発表した。このように出来事が進むただなかで、ジニスは、二〇一六年二月から六月にブラジル北東部を中心とした調査を行った。調査開始二カ月後には、その成果をまずは映画『ジカ熱』としてYouTubeで発表し、七月には本書の原稿を出版社に送り、八月にはジカに感染した妊婦の中絶を刑罰の対象から外すための訴訟を起こしている。人類学者が行う民族誌的な調査は長期のフィールドワークを伴い、執筆にも時間がかかることが一般的なので、ジニスの速やかな行動力には驚かされる。それでいてジニスは、ジカを経験した女性や医師の声に注意深く耳を傾け、現場で何が起きていたのかを鮮やかに描き出している。ここには、ジニスがこれまで培ってきた人類学者としての能力が反映されている。本書は、現在進行形の（それゆえに記述や評価や介入が困難な）公共的な問題に、人類学がどのようにかかわることができるのかを示す、一つのモデルとなっている。

グローバル化の進展による人の移動の増加や、地球温暖化を含む気候変動により、日本においてもさまざまな感染症の拡大が懸念されている。二〇一四年八月、東京の代々木公園を中心としたデング熱の流行は記憶に新しい。これは太平洋戦争中の移動に伴う流行以来、六十九年ぶりの国内感染だとされる。ブラジルへのジカ上陸については、二〇一四年FIFAワールドカップ(および二〇一三年コンフェデレーションズカップ)を含む、国際的なスポーツ大会との関連が疑われている。ジニスは、二〇一六年夏のリオオリンピック・パラリンピック開催のリスクについても訴えていた。その警告は、二〇二〇年夏に東京オリンピック・パラリンピックを開催予定の日本にとっても看過できないものである。

このように、本書がポルトガル語と英語で迅速に発表され、今回日本語訳が出版できたことには、時事的な問題提起としての意義があるといえよう。そのうえで本書には、個別の事例報告に留まらない複数の論点が含まれている。以下では、本書の魅力をさらに深く味わってもらうために、ブラジル地域研究とフェミニスト人類学の立場から、いくつかの視点を提示する。

ブラジルにおける格差と北東部の窮状

まずは本書の背景となる、ブラジルにおける社会問題をみていこう。ブラジルは世界有数の格差社会であり、北東部内陸部はブラジルの貧しさを象徴する地域として知られている。豊かな南部・南東部や都市部に比べて、所得水準や教育水準、インフラ、医療システムなど、あらゆる点で課題が山積みの地域といえる。また、北東部の州内でも格差がある。本書でも述べられていたように、州都と内陸部とでは、所得や教育などのすべての水準が異なっている。北東部の各州都は沿岸部にあり、ポルトガル植民地時代から栄えてきた場所で、美しいビーチで知られるリゾート地でもあり、古い教会や情緒ある街並みが人気の観光地である。しかしそこから少し内陸にはいれば、違った風景が広がっている。州都からの舗装された道路は途切れ、バイクタクシーが走ると砂ぼこりが立ち込める砂利道へと変わる。道行く人びとの服装は簡素で、足元はたいていビーチサンダルだ。小さな集落では電気や水道が整備されていない場所もあり、台所では水がめやかまどが使われている。それより少し人口の多い町では、老齢年金や家族手当などの支給日には町の中心にある銀行に列ができる。主食を自給自足しながら、現金収入の面では公的扶助に頼る世帯も多い。テレビなどを通じて「豊かな南部・南東部」との格差を知り貧しさを認めつつも、「ここはみんなが顔見知り」と、地域のつながりに重きを置いている。一方で、就業機会や教育機会の面で「ここには未来がない」と感じた人びとは、都市部へとよりよい生活を求めて出ていく。北東部は、都市部の労働力の供給地でもある。そこが、本書の舞台である。

ジニスが本書で描いたジカ熱流行をめぐる出来事から浮かび上がったのは、ブラジルのこうした地域格差である。豊かな南部・南東部は貧しい北部・北東部と著しい経済格差があるだけでなく、それに伴う政治力や発言力の不均衡がある。ジカ熱の流行中心地が十分にインフラ整備がなされていない北東部であったことは偶然ではないし、北東部内陸部の医師や研究者の言葉が軽視されてきたのも、こうした社会の不平等に起因している。

「リプロダクティブ・ヘルス」をめぐる論争

ジカ熱はブラジル全体に等しく影響を与えたのではなく、既存の社会的な格差に沿う形で、つまりもっとも貧しい人びと・地域に影響を及ぼしていった。ジニスはこの事実をそのまま伝えるため、リプロダクティブ・ヘルスという別の論争の種を本書に含めることを避けた。英語版では「中絶（abortion）」と翻訳されている箇所があるものの、元のポルトガル語版では「中絶（aborto）」を極力使わないように書いている。リプロダクティブ・ヘルスとか女性たちの選択の自由といった表現が使われているために、日本の読者にとって多少わかりづらい点もある。それはジニスが、ブラジルの読者が本書を中絶論争の一部として読むのではなく、単なるジカの物語として受け止めることを望んでいたためだ。こうした配慮にもかかわらず、実際にはジニスは中絶という大きな論争の渦中に身を置くことになった。本書がブラジルで単に感染症の話として読まれることは難しいだろうし、ジニス自身もそう認識している。

ブラジルをはじめとするいくつかの国々では、中絶論争はときに暴力的な行為へと結びつく。とくにカトリックやプロテスタントの教義を重視する人びとは、中絶に否定的である。二〇一八年の意識調査では、ブラジル人の六割弱が中絶は刑罰の対象であるべきと答えている。中絶はブラジル現行刑法第一二四条、一二六条で犯罪行為であると定められており、中絶した女性とそれに関与した人は刑罰の対象となる。中絶を行っても刑罰の対象とならないケースを定めた一二八条では、強姦による妊娠、妊娠継続によって母体に危険がある場合を挙げている。この条項には、二〇一二年の違憲審査第五十四号（ADPF 54）を経て、胎児が無脳症であるケースも刑罰対象の除外項目として加えられた。しかしこれに関しても、「中絶」ではなく「出産の早期化」「妊娠の中断」「治療としての中絶」といった言葉で説明されることが多い。

中絶を刑罰の対象から外すことを主張する人びと（プロチョイス）は、刑罰化は中絶を減らすことには役立っていないと主張する。実際、年間五十万件から一〇〇万件の中絶がブラジルで行われており、四十歳以上のブラジル人女性の五人に一人は中絶を経験しているともいわれる。経済的に余裕のある人びとは国内外で衛生的で安全な手術を受けられるのに対して、貧しい人びとは安価で不衛生、安全が保障されていない手術や薬に頼らざるを得ず、現状では、貧しい女性のみが不利益を被っているという。一方のプロライフは、胎児の命や権利を重視する人びとである。人間の生死は、神の手にゆだねるものであり、胎児の命を奪う権限は母親にもないと考える。なかには、強姦による妊娠であっても中絶すべきでないとの意見もあり、実際にラテンアメリカのいくつかの国では禁止されている。アメリカ合衆国では、中絶を実施するクリニックの医師が一部の強硬なプロライフによって殺害される事件が起きているが、ブラジルでもプロチョイスへの殺害予告が相次いでいる。

ジニスは今やプロチョイスの論客の中心人物の一人であり、関連記事をマスメディアなどで随時発信している。ジニスが創設メンバーであるアニスの活動によって一二八条に無脳症胎児のケースが加えられたほか、現在進行中の違憲審査第四四二号（妊娠十二週までの中絶の非刑罰化／ADPF442）もアニスによって提訴されたものである。これらの公聴会ではジニスもプロチョイスの代表の一人として意見陳述を行った。プロライフにとっての論敵となったジニスは脅迫を受け、大学教員としての仕事を休職し、海外へと生活の拠点を移すこととなった。

プロチョイス？——個人の選択とフェミニズム

上述のように、本書でジニスは、ジカを経験した人びとの声を伝えることを最重視し、焦点を絞っている。そのため、人類学者としての理論的な議論は控えているようにみえる。ただし、本書の記述ににじみ出ている主張は、近年のフェミニスト人類学の一潮流と呼応するものである。そこで以下では、本書の問題提起を人類学的な視点から検討してみたい。

国家や専門家や宗教・社会規範に強制されることなく、「自分のことは自分で決める」という選択の自由は、女性のヘルスケアにとって重要な課題であった。そしてジニスは、女性の権利のために勇敢に行動する知識人である。しかし本書の魅力は、アクティヴィストとしてのジニスの主張（それは尊敬に値するものだが）を超えた民族誌的な記述にある。著者の「あとがき」にもあるように、本書に登場する女性たちの語り口は「両義」的（本書二二七頁）で、かならずしも著者の主張に一致するものではない。

たとえば本書には、産後すぐに亡くなった息子ギリェルミの遺体を「科学に捧げた」若い母親のジェシカが、「世界中の母親たちが答えを求めているのに、自分勝手なことはしたくなかった」（本書九八頁）と述べる印象的なシーンがある。ジニスの撮影した映画『ジカ熱』において、ジェシカは献体を決めた理由をより詳しく語っている（Diniz 2016）。ジェシカは、集中治療室で、亡くなったばかりでまだ温かい息子の遺体を抱き、キスして、子守唄を歌いながら、決断をした。そして医師に、この子の頭を切り開いたり、体から必要なものを取り出したり、なんでもしてください、と告げた。「母として、それがこの子の使命なら、果たしてもらいたい。この世に生まれて、こうした経験に耐えることが彼の使命なら、私は許可を与えます」。続けてジェシカは、あまりに多くの答えのない問いを抱えている世界中のほかの母親たちを見捨てるような、自分勝手なことはしたくなかった、と話した。

ジェシカの「決断」は、彼女個人の自由な選択であるというよりは、息子の「使命（ミッション）」を妨げないためのカトリック教徒としての行為であり、また自分勝手なことはせず、世界の「母親たち」という集合体のためを思った行為であった（そもそも、彼女が自由に選べるなら、健康な息子を育てたかっただろう）。すなわちここからは、個人をベースにしたリベラリズムを超えた、フェミニズム的な連帯を読み取ることができる。

フェミニズム運動に対しては、女性の権利を訴えるよりも、個人の「人権」を尊重し、平等・公平を目指せばいいのではないかという一般的な反論がある。これは、米国で生起したアフリカ系アメリカ人に対する構造的な暴力に反対するBlack Lives Matter（黒人の命は大切だ）運動への反発として、All Lives Matter（誰の命も大切だ）というスローガンが掲げられたことにも似ている。いずれも、中立性や普遍性を掲げて、運動の党派性を批判する立場である。しかし、一見耳当たりの良い中立性や普遍性を主張することは、差別や不平等、差異のある現実を直視せず、現状に追随することを意味する。

フェミニスト人類学は、中立的な普遍性ではなく、偏りや党派性、そして具体性を重視する方向性を示してきた（ハラウェイ二〇〇〇、ストラザーン二〇一五、Mol 2008、モル二〇一六）。同様に本書は、ジカの脅威は「グローバル（世界的、包括的、全体的）」なもの、すなわち「あらゆる国籍、性別、年齢層の人びとのあいだに等しく降りかかる」ものではなく、妊娠中あるいは妊娠を望んでいる女性たち、なかでも「南」の貧しい女性たちにとっての脅威なのだと繰り返し訴えることで、具体性への注目を促している。ヘルスケアの文脈で考えると明らかだが、グローバルなレベルで何らかの一般的な原則を当てはめることは不可能であり効果的でもない。個々の疾病や障害の性質、その原因や感染経路、患者の症状や病歴、さらには社会・経済・法的状況（サポートしてくれる人はいるのか、お金は払えるのか、法律はそれを認めているのか等）を考慮しながら、現場での具体的な対応を模索する必要がある。

このように、フェミニスト人類学の主張には、一つの基準を当てはめず、個別具体的な詳細を考えるという意味での（女性運動に留まらない）「普遍性」がある。さらに、属性や差異、党派性を重視するとはいっても、それは人種、性別、階級などに固定されるものではない。人は状況によってさまざまな集合体（たとえば同じ疾病を持つ人たち、月経がある人たち、保険に加入している人たち）の一部になりうるし、さまざまなカテゴリー化／個人化の可能性がある。ジェシカは、カトリックの一員として息子の使命を受け入れることができたし、見たこともない世界中の「母」たちの集合体を想って献体を決断することができた。このジェシカの決意と語りは、（中絶の脱犯罪化を含む）フェミニストとしてのジニスの運動に活力を与えている。本書は、矛盾を含みながら進んでいくフェミニズム運動の民族誌でもある。

プロライフ？——多種とともに生き、死ぬこと

「プロライフ」という言葉は、中絶の是非という論争を超えて、人間と非人間の絡み合いからなる政治につながっていく。フェミニスト人類学と科学技術論（ＳＴＳ）を牽引してきたダナ・ハラウェイは、人口増加や環境破壊といった地球規模の問題に取り組むために、人間中心的で出生主義的な親族観を乗り越えようと訴える。そのため彼女は、Make Kin Not Babies!（子どもではなく親族を作ろう）というスローガンのもと、これまでとは異なる連帯の可能性を呼びかけている。彼女の主張から多種間の生について考えるために、ハトの物語を紹介しよう。

オーストラリア、メルボルンのハトは、ヨーロッパ人の入植とともにアボリジニの人びとの土地へ持ち込まれ、新しい生態系のなかで繁殖していった。一九九〇年代、かつてのアボリジニの領土

にある公園に、市行政によってハト小屋が作られた。これは、害鳥としてのハトを市街地から遠ざけ、出生制限（孵化制限）を行うための装置である。小屋には、ハトが卵を産むための二百の巣箱がある。公園では、小屋の周りでハトに餌をやることは奨励されている。招き寄せられたハトが卵を産んだのち、人間が人工の卵に置き換える。ハトを小屋に集め、偽の卵を温めながら留まらせることで、人間はハトの糞を効率的に集めて堆肥化する計画を進めている。

このハト小屋は「プロライフ」ではない。ハラウェイの見解では、動物と人間の相互生成は、「アメリカ的な意味での恐ろしいプロライフのプロジェクト」とは相いれないものである（胎児の命を名目として、ジニスのみならず、彼女が教鞭をとるブラジリア大学の学生を含めた大量殺人を行うという脅迫が「プロライフ」派からなされていることは、その恐ろしさの一端を示している）。メルボルンのハト小屋は、過去の侵略や環境破壊をなかったことにはできないし、それ自体無害ではない。しかし、異なる種類の生き物がともに生きて死ぬこと、育てて殺すことに真剣に向き合い、「なんとかやっていく」ための小さな糸口を示していると、ハラウェイは考える（Haraway 2016: 26-29）。

多種間の生と死は、ジカのような感染症にとっても核心となる。本書でも、蚊の排除と女性へのケアのどちらを優先すべきかという問題が示唆されている。ジカウイルスをもっとも効率的に感染させる媒体は、ネッタイシマカである。ネッタイシマカは、人間の血を糧とするが、行動が目立たず、刺された箇所もほとんど気づかれない。そのためブラジルでは、長年「家族の一員」であった。「ネッタイシマカはブラジルの家族の一員なので、刺されても誰も気にしない。蚊もほかの家族みんなと一緒に食事を楽しむし、みんなと同じ寝室で寝るのを好む」(本書六〇—六一頁)。家族の一員だとしても、別の(人間の)家族の健康を守るためには殺さなければならない。ブラジルはネッタイシマカの排除に二度成功したものの、蚊は再び舞い戻ってきている。蚊の感染能力を失わせたり、撲滅するためのさまざまな努力は継続中である。ただし、ジニスが訴えるように、特効薬に期待するだけではなく、いまだ蚊が「家族の一員」である状況のなかで、疾病や障害のある女性や子どもたちにどのようなケアを提供できるのかという課題に取り組む必要がある。

感染症とリベラリズム

人間と人間以外がどのようにともに生きて、病んで、死んでいくのか。本書が投げかけるのは、リベラルな個人を超えて考えるべき問いである。実際に、私たちほとんどは、健康で自律した個人ではなく、なんらかの形でケアを必要とし、相互に依存しているのだから。

本書は、ジカという感染症を追いながら、一貫して現場を重視する立場で書かれている。グローバルな(先進国中心の)科学ではなく(ブラジルのような)周縁国における科学実践に、ブラジル南部のトップ研究機関の実験室における科学者よりも北東部で患者に向き合う臨床医に、専門家や医師の見解よりも疾病にかかった患者の語りに光が当てられている。こうしてジニスは、現代ブラジルにおける構造的な暴力を浮き彫りにすることに成功している。さらには、一見「中心」と「周縁」、「科学者」と「人びと」という二項対立を前提として議論が進んでいくようにみえる一方で、事例のなかにはその枠組みに収まらない現実が姿をみせる。

たとえばジニスは、ジカウイルスの解明に貢献した女性たちの物語を描くことで、彼女たちが単なる「羊水」や「血液」に還元されてしまわないよう、個人の尊厳の回復を目指す。ジェシカやコンセイサンが羊水を提供したことで、またアントニオ医師が患者の血液サンプルを集めてグビオ教授に渡したことで、疾病の原因は明らかになっていったが、そこでは身体の一部は個人と切り離された物質であった。ジニスが、患者の症状を撮影した身体部位の画像を、教会への「奉納物」にたとえていることは印象的である。個人の名前や物語が消されることで、個人の一部を構成する物質や部位は個人を超えて、集合体を表象することになる。ここには、中心と周縁や科学者と人びとといった社会的な区分とは異なる、身体物質と集合体をめぐるカテゴリー化が示されている。

感染症と個人をめぐる葛藤について、医療人類学者・STS研究者でありフェミニストを自認するアネマリー・モルは、「細菌とリベラリズムは波長が合わない」(Mol 2008: 79) と表現している。特定の人口集団に向けた公衆衛生を向上させることは、個人を対象としたケアとは性質が異なる。十九世紀のヨーロッパで都市が形成されたさい、政府は個人を啓蒙するのではなく、下水道を整備し、食料供給の規制を作ることで、感染症から人口を守ることができた。一方で、疾病のある人びとに寄り添い、不安を取り除くことは、患者個人のQOL(生活の質)の改善には大いに役立っても、(たとえば平均寿命といった)公衆衛生上の指針には反映されない(Mol 2008)。ジニスは、ジカの物語を通して、公衆衛生の改善(蚊の排除)と女性への支援、集合体へのケアと個人へのケアをめぐる矛盾や葛藤を可視化している。
本書は、ブラジルにおける感染症という個別のケースを通して、広くケアや連帯を想像しなおすための人類学的な「フェミニズム」の物語でもある。物語を通して、私たちは現実を把握できるようになり、さらにはより良い現実を作り出すことができる。ジニスが紡いだブラジル北東部の医師と女性たちの語りが、日本において多くの語りの共有につながっていくことを願っている。

二〇一九年九月

奥田若菜
田口陽子

参照文献

ハラウェイ、ダナ 二〇〇〇『猿と女とサイボーグ——自然の再発見』高橋さきの訳、青土社。
Haraway, Donna. 2016. *Staying with the Trouble: Making Kin in the Chthulucene*. Duke University Press.
Mol, Annemarie. 2008. *The Logic of Care: Health and the Problem of Patient Choice*. Routledge.
モル、アネマリー 二〇一六『多としての身体——医療実践における存在論』浜田明範・田口陽子訳、水声社。
ストラザーン、マリリン 二〇一五『部分的つながり』大杉高司・浜田明範・田口陽子・丹羽充・里見龍樹訳、水声社。

著者／訳者について──

デボラ・ジニス（Debora Diniz）　一九七〇年、ブラジルのマセイオに生まれる。文化人類学者、ドキュメンタリー映画監督。現在、ブラジリア大学法学部准教授。二〇〇五年のドキュメンタリー映画『セヴェリナ物語（*Uma História Severina*）』のほか七本の映画を製作し、数々の賞を受賞している。本書ポルトガル語版は、二〇一七年にブラジルの文学賞であるジャブチ賞（保健科学部門）を受賞した。主な著書に、『刑務所──女性たちの物語（*Cadeia: Relato sobre mulheres*）』（Civilização Brasileira, 2015）などがある。

＊

奥田若菜（おくだわかな）　一九八〇年生まれ。大阪大学大学院人間科学研究科博士後期課程満期退学。博士（人間科学）。専門は文化人類学、ブラジル研究。現在、神田外語大学イベロアメリカ言語学科准教授。主な著書に、『貧困と連帯の人類学──ブラジルの路上市場における一方的贈与』（春風社、二〇一七年）、『新版　現代ブラジル事典』（分担執筆、新評論、二〇一七年）などがある。

田口陽子（たぐちようこ）　一九八〇年生まれ。一橋大学大学院社会学研究科博士後期課程単位取得退学。博士（社会学）。専門は文化人類学、インド研究。現在、一橋大学大学院社会学研究科講師。主な著書に、『市民社会と政治社会のあいだ──インド、ムンバイのミドルクラス市民をめぐる運動』（水声社、二〇一八年）、『再分配のエスノグラフィ──経済・統治・社会的なもの』（分担執筆、悠書館、二〇一九年）などがある。

装幀——宗利淳一
写真——デボラ・ジニス

ジカ熱――ブラジル北東部の女性と医師の物語

二〇一九年一一月一五日第一版第一刷印刷　二〇一九年一一月三〇日第一版第一刷発行

著者――デボラ・ジニス

訳者――奥田若菜・田口陽子

発行者――鈴木宏

発行所――株式会社水声社

東京都文京区小石川二―七―五　郵便番号一一二―〇〇〇二

電話〇三―三八一八―六〇四〇　FAX〇三―三八一八―二四三七

［編集部］横浜市港北区新吉田東一―七七―一七　郵便番号二二三―〇〇五八

電話〇四五―七一七―五三五六　FAX〇四五―七一七―五三五七

郵便振替〇〇一八〇―四―六五四一〇〇

URL : http://www.suiseisha.net

印刷・製本――ディグ

ISBN978-4-8010-0456-6